JN080081

人生100年時代

歯を長持ち させる鉄則（ルール）

エンパシーデンタルクリニック院長

魚田真弘

CROSSMEDIA PUBLISHING

はじめに

人生100年時代　歯を長持ちさせる鉄則（ルール）

　本書を手にとってくださり、ありがとうございます。

　本書を手にとっていただいた方の中には、日常生活でお口の健康に不安を抱えている方や歯に興味をお持ちの方など、十人十色だと思いますが、はじめに、私がこの書籍を出版した背景として、私たちの人生の長寿化と歯を取り巻く環境からお伝えしたいと思います。

　まず、人生の長寿化についてですが、厚生労働省によると2019年の男性の平均年齢は81.4歳、女性の平均年齢は87.5歳と、日本は世界を見ても群を抜いています。また、世界的にも有名なベストセラー『LIFE　SHIFT－100年時代の人生戦略』リンダ・グラットン／アンドリュー・スコット著（東洋経済新報社）によれば、2050年までに日本の100歳以上の人口は100万人を突破すると言われており、日本は世界有数の超高齢社会と言っても過言ではありません。

　一方で、歯の寿命はどうでしょうか。なんと、6歳に生えてくる奥歯の平均寿命は51歳。一番長生きすると言われる犬歯でも60歳となっているのです（2016年歯科疾患実態調査）。歯の寿命も年々延びているとはいえ、考えてみれば、からだの寿命との差は40年もある計算になります。

これが、裏表紙にもあるように、「**100 - 60 = 40**」に込めた意味です。

　では、この「空白の40年」の生活をイメージすると、いったいどうなるでしょうか。

　高齢者と呼ばれる年齢になると大半の方は何本かの歯を失っており、失った歯を補う治療をされます。そして治療をする度に、さらに歯を失って硬い物や歯応えのある物を制限しなければならなくなります。

　年齢を重ねるごとに、どうしても食べたい物が食べられなくなってしまう……。

　歯を大切にしてきた友人と同じ物が食べづらくなり、段々と人付き合いを遠慮するようになり、気分が沈みがちになっていく……。

　長生きできるようになっても、食べたい物が思うように食べられず、食べる楽しみが半減し、家に引きこもりがちになり、そして自信がなくなってしまう……。

　こう考えただけでも、少し気分が沈んでしまうのは、私だけではないと思います。

　本書は、この「**人生100年 - 歯の寿命60年**」の差をいかに埋めるかを考え抜き、歯の寿命100歳を実現するために、みなさまにぜひ知ってほしい知識を惜しみなくお伝えする一冊です。

では、「人生100年 - 歯の寿命100年」になるとどうなるでしょうか？
「お仕事を引退された後でセカンドライフを満喫できる」
「食べたい物の噛み心地を思う存分楽しめる」
「噛み合わせがしっかりしているので大好きなスポーツでもパワーを存分に発揮できる」
「友人とおしゃべりしながら食事をとるのが楽しみになる」
「年齢よりもグッと若さを保てる」
「旅行に行って記念写真を撮るときに自慢の歯を見せてしっかり笑える」
　人生において良いことしかありません。
　私は歯科医師として、みなさまが「**100 - 100**」を達成できる人生を歩むお手伝いをさせていただきたく思っています。そこで、からだの寿命と歯の寿命の40年のギャップを埋めるための知識とともに、みなさんにお伝えしたい本書のポイントを大きく分けて3つご紹介します。

①歯を長持ちさせる鉄則がわかる

　本のタイトル通り、いかにご自身の歯を"長持ち"させるかについて、予防、治療、補綴の観点から知識を得ることができます。鉄則にかかわるお口の用語を詳しくご紹介させていただいておりますが、フレーズを覚えられなくても全く心配はいりません。本書を、歯科医院のカウンセリングに持っていく辞典としてもご活用いただけたらと思い

ます。

　また、むし歯、歯周病、ブラッシング、歯磨き剤の選び方、歯に影響を与える習慣など、歯にまつわる疑問点についてお答えします。

②歯と全身の関係がわかる

　歯科医院は患者さんの全身の健康も診る時代に変化しています。

　糖尿病や心疾患などの全身状態、フッ化物やタバコなどの外部環境、顎の骨や筋肉、さらに全身の骨格筋の影響、心理的な影響など、歯やお口の環境から全身の健康状態のメッセージを受けとることができる時代です。

　人生100年、歯の寿命も100年を目指すうえで、知っておいていただきたい「医科と歯科の連携」についてのお話もします。

③歯や健康に対する意識が変わる

　歯に関する知識を得られても、実際に行動に起こすことはなかなか難しいものですが、「定期健診に行くメリットがわかったから行ってみよう」「歯ブラシのときに磨く場所を意識して磨いてみよう」「歯科医院に行くならお薬手帳は持っていこう」「おやつを食べるときは時間を決めて食べよう」というように、ほんの少しでもみなさんの意識が変わるようなアドバイスをまとめています。

ここで簡単に私のプロフィールもご紹介させてください。

　私は歯科医として約10年仕事をしてきました。初めの5年は大阪大学の第二補綴科という科に所属していました。補綴というのは、失った一部もしくは全部の歯を人工物で補うことです。具体的には被せ物や入れ歯、インプラントなどです。補綴ばかり行ってきたからこそ、いかに自身の天然の歯が大切かよくわかっていますし、歯を補って長持ちさせることのプロと自負しています。

　歯科医になって10年も経つといろいろな変化が見えてきます。同じ年齢の方でも、新人の頃（2010年頃）に担当させていただいた患者さんと、2021年現在担当させていただいている患者さんとでは、明らかに元気さ・若々しさが違います。

　それはひとえに、私たち歯科医院と共にセルフケアをがんばってくださっているみなさんの意識と行動の変化があるからこそなのです。本書でさらに歯とお口の基礎知識や新常識を得てもらってますます健やかな人生を送っていただきたいと思っています。

　本書はこれから、

第1章　歯の寿命100歳を目指す。健口寿命を延ばすために

第2章　Q&Aで知る。自分の歯をできるだけ治療せず、長持ちさせて、予防する方法「予防の章」

第3章　Q&Aで知る。治療した歯をできるだけ長持ちさ
　　　　せる方法「治療の章」
第4章　Q&Aで知る。歯を失ってしまってから、適切に
　　　　補綴する方法「補綴の章」

といった流れで、解説していきます。

　まずは歯の寿命を100歳に近づけることを目指します。
その後、お口全体の寿命を100歳にすることを目指します。
　みなさんの「**100年（からだの寿命）- 100年（お口の寿命）**」
を実現する一助になればと思います。
　最後までお付き合いいただければ幸いです。

2021年7月
エンパシーデンタルクリニック院長
魚田真弘

治療が必要な症状ガイド
こんな症状があったら歯科医院へ行きましょう

　これからみなさんに、歯とからだ双方の「100歳」を目指すポイントをお伝えしていきます。当然ながら、お口の状況はみなさん、さまざまです。なかには「いま歯が痛くて困っているのに悠長に全部読んでいられないよ！」「私のこの症状がどんな状態なのか早く知りたい！」と思われている方もおられるかもしれません。

　そこで「**症状別、歯の状態チェックリスト**」を作成しました。次の表で当てはまるものがあれば、時間の目安を参考に、なるべく早く歯科医院に予約を入れてください。可能性のある病気と該当するページを記載しますので、お時間のあるときに確認してください。

赤信号

　毎日お忙しいかもしれませんが、いますぐにでも歯科医院に行きましょう。放っておくと大変なことになる項目です。

□ **何もしなくてもズキズキする**

　（大きなむし歯）76、185ページ

□ **放っておいても出血する**　（重度の歯周病）61ページ

□ **歯がぐらぐらする**　（重度の歯周病）61ページ

□ **熱い物がしみる**　（大きなむし歯）66、76ページ

□ **噛んだら痛い**　（重度の歯周病か歯の破折）61、213ページ

8

黄色信号

　以下に該当するなら、なるべく早く歯科医院に行きましょう。その目安は1週間以内です。

☐ **冷たい物がしみる**　（知覚過敏かむし歯）21、76ページ

☐ **口から臭いがする**　（むし歯や歯周病）142ページ

☐ **食べた後に物がよく挟まる、歯が欠けた**

　（むし歯）66ページ

☐ **詰め物、被せ物がとれた**

　（とれた詰め物、被せ物を放置していていいの？）210ページ

☐ **顎からカクカク音がする**　（顎関節症）38ページ

☐ **歯ぐきが腫れている気がする**　（歯周病）60ページ

☐ **治療中の歯がある**　（治療中の歯を放置）210ページ

やや黄色信号

　急ぎはしませんが、できれば歯科医院に行きましょう！目安は1か月以内です。

☐ **歯がないところがある**　（第4章）207ページ

☐ **半年以上クリーニングを受けていない**

　（定期健診）119ページ

☐ **歯磨きをしたら出血する**　（歯周病）24、60ページ

＊あくまで可能性の高い病気を掲載しています。実際の病気とは異なる場合がございます。

目次

第 1 章

歯の寿命100歳を目指す。健口寿命を延ばすために

第 2 章

Q&Aで知る。自分の歯をできるだけ治療せず、長持ちさせて、予防する方法

歯と全身の関係 ··· 150

第3章

Q&Aで知る。治療した歯をできるだけ長持ちさせる方法

第 4 章

Q&Aで知る。歯を失ってしまってから、適切に
補綴する方法
　　ほ　てつ

歯の名称

上の歯

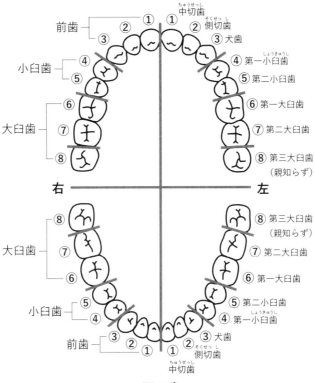

前歯
- ③
- ②
- ①

① 中切歯（ちゅうせっし）
② 側切歯（そくせっし）
③ 犬歯

小臼歯
- ④
- ⑤

④ 第一小臼歯（しょうきゅうし）
⑤ 第二小臼歯

大臼歯
- ⑥
- ⑦
- ⑧

⑥ 第一大臼歯
⑦ 第二大臼歯
⑧ 第三大臼歯
（親知らず）

右 ——————— 左

大臼歯
- ⑧
- ⑦
- ⑥

⑧ 第三大臼歯
（親知らず）
⑦ 第二大臼歯
⑥ 第一大臼歯

小臼歯
- ⑤
- ④

⑤ 第二小臼歯
④ 第一小臼歯（しょうきゅうし）

前歯
- ③
- ②
- ①

③ 犬歯
② 側切歯（そくせっし）
① 中切歯（ちゅうせっし）

下の歯

第1章

歯の寿命100歳を目指す。健口寿命を延ばすために

　本書を通じて、いまは特に歯の痛みや悩みをお感じになってない方や、あまり歯科医院に通ったことがない方に向けて、人生100年・歯の寿命100歳へのポイントをお伝えしていきます。

　各項目で「100へのポイント」として、特にお伝えしたいことをまとめているのでチェックしてください。

歯の寿命・100歳まで！
お口の寿命を延ばすための
「健口」チェックリスト

　まずは、以下の項目に該当するかチェックしてください。これらの項目は、どれも普段の日常生活に支障はないと思います。しかし、歯の寿命100歳を実現するためには見過ごせない症状です。

□ 冷たい物を飲んだときに"キーン"とする

□ せんべいなど硬い食べ物を片側で噛んでしまう癖がある。
　　硬い物が噛みにくくなった

□ 歯磨きをすると出血する場所がある

□ 1回の歯磨きを5分以上していない

□ 歯磨き剤を使っていない。長年同じ歯磨き剤を使っている

□ 自分に合ったフロスや歯間ブラシなど、歯ブラシ以外の器具
　　を使っていない。わからない

□ コーラや無糖でも炭酸飲料を週5回以上は飲む

□ 間食しがち

□ 3か月から半年、定期的に歯科健診に行っていない

□ 部分的な治療を何度も繰り返している

□ 歯と歯の間によく食べ物が詰まるようになってきた

□ 歯並びや色など見た目に自信がない。見た目が気になる

□ マスクをすると息が臭う気がする。口臭が気になる

□ 大きく口を開けると、耳のあたりや顎からカクカク音がする

□ 最近顎がだるい。 1時間以上連続してパソコンやスマホ画面
　を見ることがある

□ 朝起きると口が呼吸に困るほど乾燥していることがある

□「さしすせそ」や「しゃ、しぃ、しゅ」などが言いにくい

□ よくむせる

□ 固形の薬を飲むときに喉を通りにくく感じる

□ 寝ているときに息がピタッと 止まることがあると言われた
　ことがある

　こちらに該当する方は、100歳まで歯と健口寿命を延ば
すためには「要注意！」かもしれません。しかし、これか
らの習慣を変えれば大丈夫です。

☑ 冷たい物を飲んだときに "キーン" とする

　冷たい物を飲んだり食べたりしたときに、"キーン"と
した痛みを感じる方は、歯磨き剤のCMでおなじみの知覚
過敏かもしれません。

　知覚過敏とは、熱かったり冷たかったりする温度刺激や
歯磨きの接触などにより発生する痛みのことです。強い力
をかけた歯磨きや、歯ぎしりの他にも食べ物や飲み物の酸
で歯が弱くなることが原因とも言われていますが、痛みの

メカニズムはまだ完全には解明されていません。それだけに原因を完全に除去する原因療法ではなく、痛みをとり除く対症療法で対応します。

　むし歯と勘違いされる方も多いのですが、知覚過敏の痛みは日によって症状が出たり出なかったり、まちまちです。特に食いしばりをされている方や歯ブラシ圧が強い方は、痛みのばらつきが多い傾向にあります。対してむし歯は痛みが出たり出なかったりといった波はなく、常に同じ症状が出ることが多いです。

> **！ 100へのポイント**
>
> 知覚過敏が進行すると、歯磨きすらきちんとできなくなり、むし歯や歯周病に発展してしまうこともあるので、症状があればなるべく早めの受診をお勧めします。

☑ せんべいなど硬い食べ物を片側で噛んでしまう癖がある。硬い物が噛みにくくなった

　この場合の問題点は、「噛み合わせ」です。

　みなさんは、ついいつも右側か左側の同じ方で噛んでしまう癖はないでしょうか？　これを偏咀嚼と言います。

　噛み合わせとは、上下の歯の接触状態のことです。噛み

合わせが百点満点という方は滅多にいません。噛み合わせ
は、からだ全体に大きな影響を与えています。それだけに
多くの方が少なからず歯やからだの問題を抱えています。
肩こり、頭痛、難聴の原因にもなり、ひいてはそれ以上の
疾患につながっていると言っても過言ではありません。

　たとえば、偏咀嚼の方は原因として治療後に噛みにくい
箇所ができてしまった可能性があります。そのまま放置し
てしまうと顔面の骨格や筋肉のバランスが崩れ、ひいては
からだ全体に影響を及ぼすかもしれません。また、第3章
で後述しますが、むし歯などの部分的な治療を繰り返して
いる方は、都度マイクロメートル（0.001mm）単位で噛み
合わせがずれ、からだ全体に影響を及ぼしていることもあ
ります。

　アスリートの方を例にした「噛み合わせ」の事例につ
いても82ページでご紹介します。噛み合わせがいかにパ
フォーマンスに影響するかおわかりになるはずです。

❗ 100へのポイント

自分の噛み合わせに問題がないか歯科医に相談してくださ
い。

"理想の噛み合わせ"のために精密な模型を作って診断する
方法もあります。

☑歯磨きをすると出血する場所がある

　痛みがなくても歯磨きのたびに出血がある場合、歯周病の可能性大です。

　歯周病は40代以上の日本人の大半がかかっているとも言われ、むし歯を抜いて、歯が抜けてしまう原因の第1位（37.1％）を占めます。

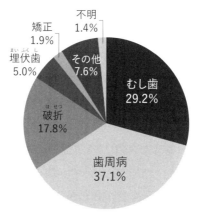

不明
1.4%

矯正
1.9%

埋伏歯
5.0%

その他
7.6%

むし歯
29.2%

破折
17.8%

歯周病
37.1%

第2回 永久歯の抜歯原因調査 （8020推進財団/2018）

　出血が続くようなら一度、歯科医院でチェックしてもらうことをお勧めします。

　歯周病の原因はプラークや歯石です（54ページ）。歯石は歯科医院での治療でしかとれませんし、その後も普段の歯磨きがおろそかでは再発してしまいます。

24

　だからこそ、「**歯科医によるプロフェッショナルケア×ご自身のセルフケア**」が、歯周病の治療では不可欠となります。

　歯周病は歯が抜けることや歯がぐらぐらして、物がよく噛めなくなることだけでなく、動脈硬化、糖尿病、関節リウマチ、腎疾患、骨粗しょう症など「全身リスク」ともつながっています。

　人生 100 年時代に歯を残し、長持ちさせ・長生きするには、歯周病対策は最重要課題とも言えます。同時に医師と歯科医師が連携をとり合う「**医科歯科連携**」も、もはや必須となってきます。

　歯周病になりやすい場所や治療の仕方、全身との関係については第 2 章で詳しく解説していきますので、気になる方は要チェックです。ただし、歯周病とは別に歯ブラシで磨きすぎの場合も出血することがあります。これは綺麗に磨こうとされる方に多いのですが、念入りに磨こうと歯ブラシしすぎて歯ぐきを傷つけてしまっておきるものです。こちらは逆に歯ブラシを優しくしてもらうことで徐々に解消してきます。

☑ 1回の歯磨きを５分以上していない

　１日１回しか歯磨きしていないのにむし歯に全くならない方がいれば、食事ごとにこまめに歯磨きをしていてもむし歯になってしまう方もおられます。

　むし歯や歯周病は生活習慣だけでなく、遺伝的要因も少なからず関係あるのですが、もしかしたら磨いているつもりでも実際に歯ブラシがちゃんと当たっていなかったり、意外と磨いている時間が短かったりするかもしれません。私は、すべての方になるべく「１日１回５分以上の歯磨き」をすることをお勧めしています。

　できれば毎回の歯磨きごとに５分以上かけてもらいたいところですが、忙しい毎日を過ごす方にとってはなかなか難しいかもしれません。ですので、特に就寝前の１日の最後の歯磨きのときだけでも時間をかけてください。なぜなら、就寝時には免疫をつかさどる唾液が減少し、反対に細菌が増加してむし歯や歯周病のリスクが高まるからです。

　永久歯は親知らず４本を含めてすべて生え揃えば32本。親知らずは生えなかったり、抜いてしまう場合もあるため、歯の本数は人によりますが大体28〜32本です。１本につき「表・裏」を各５秒ずつ丁寧に磨いていけば、約280〜320秒となる計算です。さらに磨きづらい奥歯などに時間をかけると"理想的な歯磨き"となります。

☑️ 歯磨き剤を使っていない。
長年同じ歯磨き剤を使っている

　みなさんは、**歯磨き剤**（歯磨き粉ともいう）に意識を向けたことはありますでしょうか？

　長らく同じ歯磨き剤を使っていたり、テレビ CM でお勧めの歯磨き剤をよくわからないまま試してみたり、なかには歯磨き剤すら使わないことを良しとして、日々の歯磨きを行っている方もいらっしゃるのではないでしょうか。

　歯磨き剤にはむし歯予防、歯周病予防、ホワイトニング対策などさまざまな種類があり、それぞれ特徴があります。

　近年は「**フッ化物**」を配合したものが人気です。よく聞かれるのですが、フッ素とフッ化物は違います。フッ素は猛毒ですが、フッ化物は非常に安定した無害な状態です。なのでフッ素の方が聞き慣れておられるかもしれませんが、本書ではフッ化物と呼ばせてもらいます。

　フッ化物がむし歯予防に有効なことは科学的にも実証され、いまや世界の常識となっているのですが、その効果を知らない方もまだ多くいらっしゃいます。ほとんどの歯磨き剤にはフッ化物が含まれていますが購入される際にはフッ化物の量に注目してください。フッ化物が国の基準上限までしっかり入っている歯磨き剤を選びましょう。

　ただし、フッ化物は小さなお子さんにはあまり多くの量を使用しない方がよいとも言われています。

☑ 自分に合ったフロスや 歯間ブラシなど、歯ブラシ以外の 器具を使っていない。わからない

　永久歯は28 〜 32本あるとお伝えしました。その歯と歯の "間" の面積は、"歯全体" の約半分もあるというと、みなさん驚かれるのではないでしょうか？

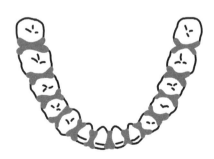

歯の表面積（咬合面を除く）の約50％は歯間。
見えていないところのケアが大切。

　むし歯や歯周病はこの"歯間"で進行しやすく、それだけにケアが大切です。その際、歯ブラシでは磨きづらいため、歯間ブラシやデンタルフロスが必要となります。

　歯間ブラシとデンタルフロスは守備範囲が違うので、必ず歯科医院でレクチャーを受けてください。人によって、さらには歯によって歯と歯の間のサイズが違うために間違った使い方をしてしまうと逆に歯ぐきを傷つけてしまう可能性があります。

　フロスや歯間ブラシを使う方ほど「なかなか使いこなすのが難しい」という声を聞きます。そこで私がお勧めしているのが、電動の水噴射で歯間を洗浄できる「**エアーフロス**」というアイテムです。歯ぐきを傷めることなく、歯間のプラークを水圧でとり除けます。脳梗塞を患い、後遺症によって手元に不安のある方にお薦めしたところ、大変喜んでいただきました。

　そのような方だけでなく、奥歯をしっかり磨きたいのに歯並びのせいで磨きにくいとか、どうしても時間がかかってお掃除自体が嫌になるという方にもお薦めです。

「エアーフロス」を使うには初期費用が多少かかりますが、日々、フロスや歯間ブラシを"手動"で使う時間や面倒くささ、定期的に購入するコスト、歯肉を傷めるリスクを考慮しても検討してみる余地は十分あると思います。

☑ コーラや無糖でも炭酸飲料を 週5回以上は飲む

歯は"酸"に触れることで溶けてしまいます。「むし歯」はむし歯菌が出す酸によって歯が溶ける病気です。それに対して酸性の食べ物や飲み物によって歯が溶けることを"歯の酸蝕"といい、酸蝕によって溶けた歯を「酸蝕歯」と呼びます。

近年は強炭酸の飲み物やエナジードリンクが一般的になりました。また、健康やダイエット目的でのお酢系飲料も人気です。一方でこれらを日常的に飲んでいる方は酸蝕歯に注意しましょう。

むし歯は歯の溝や歯と歯の間など、汚れがたまりやすい場所からむし歯菌が歯を溶かすためその範囲は限られています。しかし、酸蝕歯は酸性の飲食物そのものが原因ですからお口の中全体に被害が及びます。日常から"酸性"の飲食物を頻繁にとっていないか気にしてください。

！ 100へのポイント

酸蝕歯になりやすい飲み物が、コーラ、オレンジジュースなどのソフトドリンク、お酢系飲料などです。食べ物ではミカンなどの柑橘類、酢の物などです。

80ページで飲み物の酸性度がわかる一覧表と、対策方法をご紹介します。

☑ 間食しがち

　ストレスがたまったときや口が寂しいとき、小腹が空いたとき、ついついおやつに手がのびてしまう方はいらっしゃいませんか？　気分転換は大切ですが、歯の健康を考えると少し気をつけていただきたいことがあります。

　特に注意したいのが、「**だらだら食い**」です。食事の回数が多いと、それだけ口の中の細菌にエサをあげていることになります。口内の細菌が増殖するとプラークがたまりやすくなり、むし歯の発生や歯周病リスクを高めてしまいます。

　歯の健康を保つためには、口の中に食べ物がある状態をできるだけ短くすることが重要です。また、何を食べるかも大切です。できるだけ糖質の少ない物やりんごやバナナなど、口内に残りにくい物を選ぶようにしましょう。

　ポテトチップスやクッキー、ドーナッツなど粘着度の高いデンプン質の物は口内に残りやすく、むし歯菌の格好のエサとなるので注意しましょう。さらにできるなら間食ごとに歯磨きをしていただければ安心です。

！ 100へのポイント

間食の癖を直すには、「食事の記録」が有効です。食べた物の回数や内容を記録することで、意識が高まります。

☑ 3か月から半年、定期的に歯科健診に行っていない

これまで、日本のむし歯予防では、

①歯磨き（ブラッシング）
②甘み制限
③定期健診

が重要と言われてきました。

なかでも歯科医院での定期健診は3か月に1度がよいと聞いたことがある方もいらっしゃるのではないでしょうか？

その根拠となっているのが、歯の治療やメインテナンスを行ってから、再度プラーク・歯石が蓄積し、むし歯や歯周病のリスクが高まるサイクルが平均して約3か月だからです。

しかし、さきに「1日1回の歯磨きでもむし歯にならない方もいれば、どれだけケアしてもむし歯になる方もいる」というお話をしました。それと同様に定期健診のサイクルにも個人差があります。むし歯ができやすい方、歯周病で重度に進行している方、全身疾患がある方ならば、「3か月に1度」の頻度ではなく、もっとこまめに健診・メインテナンスをすることをお勧めします。

　ちなみに、ある政治家の方は30年以上、週に1度の健診を欠かしたことがないそうです。

　ご自身の口腔環境やこれからの人生を考え、自分に合った健診のペースを歯科医院に相談してみましょう。

☑部分的な治療を何度も　繰り返している

「痛くなったら歯科医院に行く」という一昔前と比べ、「痛くなる前に定期的に歯科医院に行く」という「**予防歯科**」が、少しずつ日本でも浸透してきました。しかし、平成28年の厚生労働省の調査によると、日本の過去1年での歯科健診を受けた人の割合は53％とまだまだ歯科先進国より低いのが現状です。

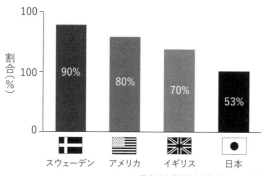

各国の定期健診とクリーニング受診者の割合

平成28年国民健康栄養調査を元に作成

33

治療においても、たとえば左上の奥歯がむし歯になって来院された患者さんがその部分だけを治療する「対症療法」となっているのが現実です。治療時に全体の噛み合わせのバランスまで考慮し、反対の左下の奥歯を治療・調整したり、根本的な原因を解決すべく、お口の中全体の資料をとる**"全体的な治療"**を行うといったケースは稀です。

！ 100へのポイント

決して部分治療が悪いわけではありません。まずは自分のお口の状況を歯科医に確認してもらうことが必要です。
同じ箇所を何度も治療することになれば、それだけ歯に負担がかかって歯を失うリスクも高まります。根本的かつ全体的な精密治療をすることが、実は歯の寿命を延ばすことにつながる近道です。

☑歯と歯の間によく食べ物が　詰まるようになってきた

　これまで気にならなかったのに「どうも最近、物が詰まるようになった」という場合は、**むし歯もしくは歯周病、詰め物などの劣化**が考えられます。特に歯と歯の間にいつの間にか大きなむし歯ができていることもあります。こういうむし歯に限って症状が出にくいのも特徴です。物が詰まっているせいで冷たい水や刺激物がむし歯に触れにくい

からです。歯磨きやフロスなどのセルフケアでは限界もあるので、まずはかかりつけの歯科医に相談してください。

　食べ物が詰まるのと同様、最近歯並びが悪くなってきた気がするという悩みを抱えている方もいらっしゃいます。どんなに健康で丈夫な方でも、歯は毎日の噛み合わせによって少しずつ動いています。健康な方でも歯は動くのですから、歯を失った方や歯列矯正を行ったことのある方ならなおさらです。

　その変化はなかなか自分では気づけません。歯科医である私自身も定期的に歯科衛生士にチェックしてもらって気づくほどです。だからこそ、第三者の目が必要なのです。

　なかなか気づきにくい点でいうと、歯の隙間ができてしまう原因のひとつである歯周病も痛みや腫れなどの自覚症状がほとんどなく進行し、動脈硬化や認知症などの重篤な病気の原因となることから「**サイレント・キラー**」と呼ばれています。

> **！ 100へのポイント**
>
> 「**食べ物が詰まる**」というのはお口の中だけでなく、からだの異変のサインかもしれません。状態を放っておかず、歯科医に相談してください。

☑️ 歯並びや色など見た目に自信がない。 見た目が気になる

　ご自身の歯並びや見た目に自信がないと感じている方は、むしろ歯やお口への意識が高い証拠です。これから自信が持てるように対処すればいいのです。

　歯並びでいえば、審美の目的以外にも、健康長寿のために中高年から矯正することは決して遅くはありません。人生100年時代を見据えたとき、歯並びや噛み合わせを整えることは、咀嚼する力を維持することになり、認知症のリスク軽減にもつながります。矯正となると抜歯をしたり、時間や費用もかかるのではないかと思われるかもしれませんが、いまではさまざまな方法があるので歯科医に相談してください。

　また、歯の色が気になる点でいえば、自宅で行うホームホワイトニング、歯科医でのオフィスホワイトニングをぜひ一度試してください。歯が白くなることで見た目年齢も若返り、気持ちも前向きになってQOL（生活の質）が向上することも期待できます。

　同じ人生100年でも、毎日食べたい物を気兼ねなく食べられて、楽しく過ごせるかどうかという内容が大切です。そのためにいま何ができるか、見直すことはないかを考えてみましょう。

☑ マスクをすると息が臭う気がする。 口臭が気になる

　コロナ禍によってマスクを日常的につける習慣が一般的となり、「口臭が気になる」というご相談が増えています。

　口臭の原因は、主にお口の中のプラークにいる細菌が食べかすなどを分解して出すガスです。どうしてもゼロにすることはできないもので、朝起きたときや空腹時、疲労時、緊張して口の中が乾いたとき、女性なら生理のときに発生しやすくなります。これらを「**生理的口臭**」と呼びます。

　一方、むし歯、歯周病などのお口の病気や、糖尿病などの全身の病気によって起こる口臭を「**病的口臭**」と呼びます。

　口臭が気になる方はまず、口臭専門外来などで口臭の測定や検査をしてください。生理的口臭なのか病的口臭なのかにより処置は変わりますし、場合によれば歯科だけでなく他分野の医院との連携治療も必要になるかもしれません。

　また、女性に多いのですが「口臭が気になって人前に立てない」と悩んでいながら、実はさほど口臭がないという"心の問題"を抱えている方もいらっしゃいます。そのような方も含め、まずはご自身の口臭を「数値」として知ることが問題解決の第一歩となります。

　また、口臭は朝食を抜く、食事の際の咀嚼が足りないなど、生活習慣とも密接に関わっていますので、予防法や具

体的な治療については、142ページでより詳しく解説します。

☑ 大きく口を開けると、耳のあたりや 顎からカクカク音がする

顎関節症（がくかんせつしょう）の疑いがあります。

　顎関節症は、口を開こうとすると顎関節（耳の穴の前にある関節）などが痛む、十分に口を開けられない、口を開けると音がするという症状が出ます。人生において2人に1人が経験すると言われているほどなので思い当たる方も多いのではないでしょうか。

　音が気になる程度であれば、手術などの治療をする必要はないでしょうが、痛みをともなうような場合は、歯科医に相談してください。

　顎関節症の原因は、以下のチェックリストにまとめることができます。

□左側、もしくは右側だけといった、片側だけで食べることが多い（偏咀嚼（へんそしゃく））

□片側だけで頬杖をついていることがある

□片側だけでよく重い物を持つ

□寝る向きがいつも一緒

□歯ぎしり、食いしばりをしている

顎関節症は歯ぎしり、食いしばりを原因とするものが多くあります。そのダメージは、

①歯
②歯を支えている骨
③骨を支えている顎関節

に影響を与えます。

①の歯に影響が出る場合では、歯が割れたりひびが入ったり、しみたりします。②の場合であれば歯が揺れてきます。③の顎関節に影響のある場合、顎が痛くなったり、カクカクなったりします。

顎関節症は進行すると顎が開きにくくなったり、反対に口が閉じられなくなったりします。カクカクならなくなったからといって治ったわけではありませんので、前ページのリストに思い当たるものがあれば改善しましょう。

☑ 最近顎がだるい。1時間以上連続して パソコンやスマホ画面を 見ることがある

　最近はコロナ禍で「テレワークの割合が増えた」という方も多いと思います。

　そんな毎日を過ごしている方は見出しのような状態や行動が増えているかもしれません。無意識に**歯ぎしりや食いしばり**をしていて、歯にストレスを与えている可能性が高いです。

　食いしばりとは上下の歯が接触し、噛み合わさっている状態のことです。歯ぎしりとは上下の歯が横にずれながらこすれることを言います。

正しい噛み合わせの状態

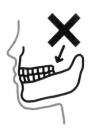

口を閉じたときに
上下の歯が接している

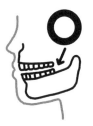

口を閉じたときに
歯と歯の間が1〜2mm開いている

　人は食事のとき以外は上下の歯が触れていない状態が正常なのですが、何かに集中していると精神的にストレスがかかり、無意識のうちに食いしばりや歯ぎしりが起こりやすくなります。パソコンやスマートフォンを触っていると、あっという間に時間が過ぎていませんか？　それは操作に夢中になり"集中している状態"が続いているという証拠とも言えます。

　このとき、噛んでいる力の強弱は関係ありません。上下の歯が触れ合っているという時点で歯にとってはとても大きな負担となっています。こういった状態が続くと歯が割れたり削れたりするだけでなく、知覚過敏や歯周病の悪化、顎関節症、頭痛といったさまざまな症状を引き起こしてしまいます。

　歯ぎしりなどをどう改善すればよいかというお話は、第2章で詳しく解説します。

☑ 朝起きると口が呼吸に困るほど 乾燥していることがある

特に乾燥しやすい冬、睡眠時に口呼吸をしていることが多いです。お口の中が乾燥すると、唾液の分泌量が減ります。唾液には以下のようなさまざまな働きがあります。

● 潤滑作用…歯ぐきや舌などの粘膜を守る

● 消化作用…食物のデンプンを糖に変える

● 抗菌作用…むし歯や歯周病などから歯を守る

● 洗浄作用…食べかすなどを洗い流す

● 緩衝作用…口内の酸性度を保ち、歯が溶けるのを防ぐ

● 凝集作用…細菌を集める

唾液がお口や歯、からだ全体を守っているのです。

また、口呼吸にはウイルスが直接体内に入ってくる、酸素の摂取量が減る、睡眠時無呼吸症候群の原因になるなどのデメリットがあります。ですので、睡眠時だけでなく、常に「鼻呼吸」を意識してください。「**長生きしたければ、鼻呼吸**」とも言われています。お口の中の乾燥を防いでむし歯、歯周病、口臭予防につながるだけでなく鼻腔内にはウイルスや雑菌を防御するシステムが備わっているので、からだ全体の健康維持につながるからです。

呼吸法や唾液の効能などは第2章以降で解説します。

☑「さしすせそ」や 「しゃ、しぃ、しゅ」などが言いにくい

みなさんは「**オーラルフレイル**」という言葉を聞いたことがありますか?

発音がだんだんとしにくくなっている、いわゆる滑舌（かつぜつ）が悪くなるのはこの「オーラルフレイル」が原因かもしれません。

オーラルフレイルとは、オーラル（口腔）＋フレイル（虚弱）を意味します。簡単に言うと、お口周りの筋肉が衰えて日常生活に支障をきたしたり、生命の危険にさらされる恐れが高くなる状態です。

オーラルフレイルへの対応は現在、国家戦略として厚生労働省から全国の歯科医に予防を推進するほど意識が高まっています。具体的には歯科治療の現場で単に歯を治療するだけなく、噛み合わせや咀嚼、発音、嚥下（えんげ）などの機能運動を考慮した対応が求められています（**身体的な問題**）。

たとえば、滑舌が悪くなると、「おしゃべり」に自信がなくなってきます。次第にご友人と話さなくなり、外出の機会が減ります（**社会的な問題**）。

だんだんと気分が沈むようになり、認知機能が低下したり（**精神・心理的な問題**）と、身体的な問題だけではなくなります。

オーラルフレイルの問題

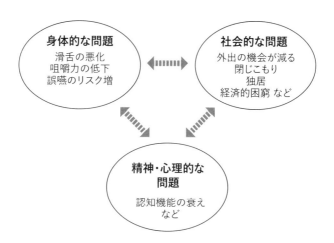

身体的な問題
滑舌の悪化
咀嚼力の低下
誤嚥のリスク増

社会的な問題
外出の機会が減る
閉じこもり
独居
経済的困窮 など

精神・心理的な
問題
認知機能の衰え
など

　人は加齢とともに筋肉が衰えていくのは、ある程度は仕方ないことです。滑舌が次第に悪くなるのは、舌や頬、口周りの筋肉（口腔周囲の筋肉）の機能が衰えていることが考えられます。なので、人生100年時代でお口の寿命を100歳に近づけるためには、お口周りの筋トレはある程度必要になってきます。

　舌は、ほぼ100％筋肉からできています。それだけに、舌は筋トレ（あいうべ体操。46ページ）によって鍛えることができます。他にも口腔周囲の筋肉を鍛えるには口腔周囲マッサージやカラオケ、コーラスなども効果的です。

オーラルフレイルのチェックリスト

これらに当てはまる方はオーラルフレイルに注意が必要かもしれません。
歯科医に相談したり、セルフケアの意識を持ちましょう。

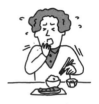

□ むせたり、食べこ
ぼすことが多い

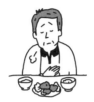

□ 食欲がなく、少し
しか食べられない

□ 柔らかい物ばかり
食べている

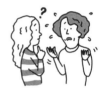

□ 滑舌が悪く、舌が
回らない

□ お口が乾く、口臭
が気になる

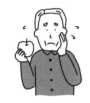

□ 自分の歯が少な
く、噛む力が弱い

公益社団法人日本歯科医師会資料より改変

お口の筋トレ「あいうべ体操」

　お口や舌の筋トレの方法として、有効なのが「あいうべ
体操」です。かかりつけの歯科医や本、ネットなどの情報
から、見聞きしたことがあるかもしれませんがあらためて
ご紹介しましょう。

　実は「あいうべ体操」は、①舌筋を活性化させるだけで
なく、②唾液分泌の促進、③お口周りの筋肉の活性化によ
る顔のたるみやしわの改善、④何かと問題の多い口呼吸を

改善し、鼻呼吸がしやすくなるなどさまざまな効果があります。やり方はとても簡単です。

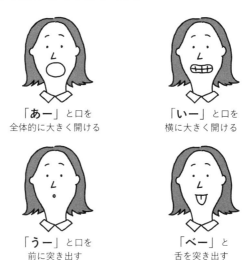

「**あー**」と口を
全体的に大きく開ける

「**いー**」と口を
横に大きく開ける

「**うー**」と口を
前に突き出す

「**べー**」と
舌を突き出す

　行う際は、声を出してもいいですし、周りが気になるなら声を出さずに口を動かすだけでも大丈夫です。これらを1セットとして、毎食後に10回行うといいでしょう。追加で入浴時に行うとさらに効果的です。

　ただし、前述したようにあいうべ体操は筋トレなので、急にフルセットやるのはお勧めできません。まずは少しの回数から徐々に増やしていきましょう。また、大きく口を開けるので、顎関節症の方や口を動かすときに痛みが出るような場合は、無理しないようにしてください。

☑ よくむせる

オーラルフレイルのひとつに食事の際に「むせる」というものがあります。「むせる」のは本来、気道に入ってしまった異物を出す正常な防御反応です。

この頻度が高くなったり、オーラルフレイルがさらに進行するとこの「むせる」という防御反応が起きなくなります。そのまま気道に食べ物が入ってしまうのを「誤嚥」と言います。誤嚥性肺炎という言葉をみなさん聞いたことがあるかと思いますが、これは食べ物や唾液が肺に間違って入って炎症が起きることを言います。死因の原因3位の肺炎＋誤嚥性肺炎の実に8割以上が「口腔機能の低下」と言われており、肺とお口の衛生状態は密接に関係しています。

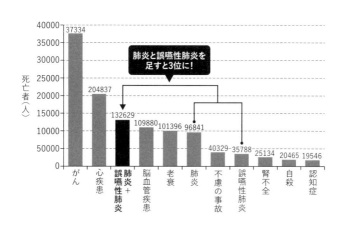

> 口腔機能の低下は、誤嚥性肺炎だけでなく、軽度認知症にも
> つながるなどのリスクもあるので注意が必要です。
> 歯科医に相談して、口腔機能検査や食事指導などを受けま
> しょう。

☑ 固形の薬を飲むときに 喉を通りにくく感じる

　こちらもオーラルフレイルの症状のひとつです。

　薬にとろみをつけて飲む、錠剤を変えてみる、お口の中を保湿する洗口液を使うという対処法もありますが、一度、口腔機能の低下を疑ってもよいかもしれません。

　口腔機能の中で特に大切なのは**咀嚼（食べる）、嚥下（飲み込む）、発音（話す）**の３つです。このうち、嚥下の力が低下すると誤嚥性肺炎のリスクが高くなってしまいます。

　嚥下の力の低下として、唾液が少ない、飲み込む力が弱い、姿勢が悪いなどが挙げられます。唾液が少ない方は92ページの唾液腺マッサージや46ページの「あいうべ体操」をしてみましょう。姿勢が悪い方は両足をしっかりと地面につけて嚥下してみましょう。これだけでもしっかりと足から頭まで力が伝わり、飲み込みやすくなることがあります。

☑ 寝ているときに息がピタッと 止まることがあると 言われたことがある

　睡眠時に呼吸やいびきが止まるといった症状がある方は、睡眠時無呼吸症候群が疑われます。「目覚めたときに疲れが残っている」「日中の強い眠気、頭痛」などの自覚症状がある場合、気をつけた方がいいかもしれません。

　睡眠時無呼吸症候群は、高血圧症、狭心症、心筋梗塞、慢性心不全、不整脈、脳卒中、糖尿病、多血症、インポテンツなど、さまざまな障害の要因となります。

　特に睡眠時、1時間のうち呼吸が10秒ほど止まることが5回以上ある場合は要注意ですが、寝ているときの自分を把握している方はほとんどいらっしゃらないと思います。心配な場合は、最近では睡眠時の音を記録するスマートフォンのアプリなどがありますので、ぜひ活用してください。また、寝る前にビデオをセットして寝ているときの自分を録画して確認するという方もいらっしゃるので参考にしてください。

　睡眠時無呼吸症候群は歯科や口腔外科でも相談できますが、保険診療で治療を受けるにはまず医科による診断が必要です。耳鼻咽喉科や呼吸器内科、睡眠センターなどを受診してください。重症度によってCPAP（経鼻的持続陽圧呼吸装置）、マウスピースなどの歯科的治療を行います。

第 2 章

Q&Aで知る。
自分の歯を
できるだけ治療せず、
長持ちさせて、
予防する方法

　歯の寿命"100歳"を目指すうえで知っていただきたい「予防」について、解説します。
　歯の構造、むし歯、歯周病など、みなさんが気になる点をQ&Aでお答え致します。

まずは歯の構造を知りましょう

　歯は顎の骨と歯根膜という膜を介してくっついており、エナメル質・象牙質・歯髄という三層構造から成っています。

　歯の表面を覆う**エナメル質**はからだの中で最も硬い組織であり、健康な歯であればその硬さは水晶と同じくらいと言われています。ちなみにエナメル質には神経や血管が通っていないため、むし歯になっても痛みがありません。

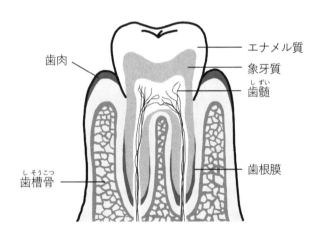

　エナメル質の内側にあるのが**象牙質**です。象牙質はエナメル質に比べて柔らかく弾力があり、酸に溶けやすいといった特徴があります。そのため、象牙質までむし歯が侵食してしまうと、一気に進行してしまいます。そして場合

によっては冷たい水がしみる、甘い物がしみるなどの症状が出始めます。

　象牙質の内部には**歯髄**という神経と血管が通っています。ここまでむし歯が進むと何もしなくても強い痛みを感じるようになります。そのまま放置すると神経が死んでしまい、痛みがなくなることもありますが、もちろんむし歯が治ったわけではありません。

　そんな歯を支えているのが歯周組織（歯肉）です。歯周組織とは歯肉、歯の根っこを支える歯槽骨や、歯槽骨と歯を結びつける歯根膜などから成り立っています。

　軽度のむし歯であれば、神経や血管の通っていないエナメル質が溶けた状態のため、ほとんどの場合痛みを感じません。だからこそ定期的に健診を受け、大事に至る前に予防する習慣が必要なのです。

　普段、みなさんは歯の構造まで意識したことはないかもしれませんが、これらを知ることで歯科医院でどのような治療を受けているのか理解しやすく、納得して治療を受けることができるでしょう。

Q. プラークってよく耳にしますが、何ですか？

A. むし歯、歯周病の元凶となる、細菌の塊です。

　プラークとはねばねばとした細菌の塊で歯のプラークは「歯垢」とも呼ばれています。実はプラークは私たちを悩ませるむし歯や歯周病の原因なのです。

　プラークのことをイメージしやすいように、私はよく「**細菌のマンション**」という表現を使います。細菌にとって非常に居心地がよく、洗口剤などから細菌を守ってくれるからです。プラークは食後8時間程度で歯の表面にできると言われています。一日歯を磨かないと歯の表面がぬるぬるするのはプラークが歯を覆っているからです。

　白色のプラークも時間が経つとだんだんと黄白色に変わり、大きくなっていきます。

　プラークのつきやすい場所は、歯と歯の隙間、歯と歯ぐきの境目、奥歯の噛み合わせの部分、抜けた歯の周り、一番奥の歯の後ろなどです。

歯垢（プラーク）がつきやすいところ

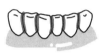

歯と歯の隙間　　　　　　　　　奥歯の噛み合わせ

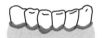
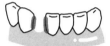
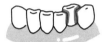

歯と歯ぐきの境目　　　抜けた歯の周り　　　歯と歯が重なったところ

　時間が経つとプラークの中で細菌はどんどん増えていきます。プラーク 1mg あたりに約 1 億個もの細菌がいると言われています。汚い話で申し訳ないですが、この菌の量は大腸や肛門周りと同じぐらいと言われています。なお、プラークの中には、約 300 種類ほどの細菌が存在し、口臭の原因になることもわかっています。その細菌の中に硫化水素やメチルメルカプタンといった臭いの強いガスを作り出す細菌がいます（詳しくは口臭 142 ページ）。

　また、プラークは粘着力があり水に溶けないため、うがいやすすぎだけではとり除くことができません。なので、むし歯や歯周病に特効薬はなく、面倒ですが日々の歯磨きが重要なのです。

まずはプラークのつきやすいところを確認しましょう。歯ブラシによるブラッシングだけでは届かない部分もあるので、歯間ブラシやデンタルフロスなどのアイテムも使って1日1回は徹底的に除去しましょう。

Q. プラークを放っておくと、どうなるんですか？

A. 毒素を出し、歯と歯ぐきを破壊してしまいます。

　プラークはただの汚れではなく、「**細菌のマンション**」であるとお伝えしました。

　プラーク内の細菌は酸や毒素を出し、歯や歯と歯ぐきの間の細胞を破壊します。歯が溶かされるとむし歯になりますし、歯と歯ぐきの間で毒素が炎症を起こすと歯周病になります。

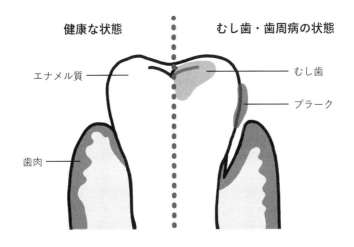

　細菌のすみかであるプラークが歯につかないように、ついたプラークを徹底的に除去しましょう。

　まずは、お家でできるケアとして、毎日の歯磨きを習慣づけましょう。

　①歯磨きをする回数、②いつするか、③きちんと狙ったところにあたっているかどうか、④補助器具を使えているかどうか、など重要な項目がいくつかあります。歯磨きをしていても、汚れがとれていないのではもったいないですよね。理想の歯磨きについては93ページで詳しく解説するので、ぜひ実践してください。

　また、歯ブラシのみだとプラークの除去率は歯全体の60％と言われており、どんなに丁寧に磨いても歯ブラシが届かない部分にプラークは残ってしまいます。そこで重要

なのがデンタルフロスや歯間ブラシの使用です。歯ブラシでは掃除しきれなかった歯と歯の隙間のプラーク除去などに効果的です。108ページで使い方などを解説します。

　プラーク自体はなかなか目で見てもはっきりとわかりません。ご自身の磨き残しや癖を知りたい場合は、プラークテスターと呼ばれるプラークをを染め出しして濃いピンク色にするアイテムを使用するのもいいでしょう。歯科医院でも使用されているアイテムですのでお薦めです。錠剤や液体などいろいろなタイプがあり、薬局などで簡単に購入することができます。

Q. 歯石って何？
歯石とりって何でするの？

A. 歯石はプラークが石灰化したもの。
歯周病の原因になります。

　歯石とは、プラークの中の細菌が時間の経過とともに死んでしまい、唾液の中のカルシウムと結びつき石灰化したものです。

　歯石の表面はざらざらです。いくら歯ブラシできれいにしてもまたすぐプラークがつく環境になってしまいます。最近では歯石そのものが悪いわけではなく、その周りのプラークが悪い、という考え方になってきています。歯石の

周りに付着したプラークのせいで歯ぐきに炎症が起き、歯周病になります。また、歯石自体が歯ぐきの組織を傷つけてしまうこともあるので、歯石の除去は歯や歯ぐきの健康にとってとても大事なことなのです。

！ 100へのポイント

歯石になるとご自身の歯ブラシではとり除くことができないのでプラークの時点で除去しましょう。それだけに歯磨きなどの予防的なケアが重要なのです。

歯石がついているかどうかは、なかなか自分ではわからないものです。歯石を作らないためにも、定期的に健診を受けましょう。

歯を長持ちさせるためには、むし歯とともに、歯周病対策が必須です。以下のQ＆Aで気になる疑問についてお答えします。

Q. 歯ぐきが赤く腫れたり、血が出ることがありますが、なぜですか？

A. 痛くなくても歯周病の疑いありです。

歯磨きをしたときや食べ物が詰まったときなどに、歯ぐきから出血が起こることがあります。これは、歯ぐきに炎症があることが考えられます。

この状態を**歯周病**と呼びます。**歯の周りの病気**と書き、プラークによって文字通り歯の周りの組織がダメージを受ける病気です。体調などによって症状が出たり出なかったりします。疲れがたまっていたり、免疫力が弱まったときなどは注意が必要です。

歯周病もむし歯と同じく、段階的に進行します。次の図をご覧ください。

歯周病の進行

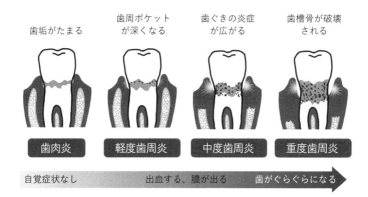

歯垢がたまる　　歯周ポケットが深くなる　　歯ぐきの炎症が広がる　　歯槽骨が破壊される

歯肉炎　　軽度歯周炎　　中度歯周炎　　重度歯周炎

自覚症状なし　　　出血する、膿が出る　　歯がぐらぐらになる

「**歯肉炎**」とは、文字通り歯肉のみが炎症をおこしている状態です。この段階だと自覚症状はほとんどありません。きちんと治療すればまた元通りになります。

　歯肉炎が進行し、歯周ポケットが深くなると、そこにさらにプラークがたまり、歯肉だけだった炎症が歯の下にある骨へと広がり、骨が溶けはじめます。これが**軽度歯周炎**です。

　さらに進行すると歯磨きによる出血が目立ってきたり、しみてきたりする可能性が高くなります。これが**中等度歯周炎**です。歯肉から膿が出たり、口臭もきつくなります。この状態になっても痛みはほとんどなく、「ちょっと血が出る」ぐらいの違和感しかありません。

　重度の歯周炎になると、細菌感染がどんどん歯根方向に

進行し、歯を支えている骨を破壊します。このころになって「噛んだら痛い」や「歯ぐきがパンパンに腫れている」などの症状で歯科医院を受診する方がおられます。残念ながらこの状態では、歯周病の完全治癒は難しく歯を抜かなければならないことが多いです。

　ですから、**初期段階の歯肉炎で、原因となっているプラークと歯石の除去、そして丁寧なブラッシングを行うことが重要**なのです。

　近年では、歯周病が及ぼす全身疾患についても研究が進み、全身へのさまざまな影響がわかっています。これについては、次のページでお話しします。

　他にも、歯の根っこが折れてしまう「**歯根破折**」や、歯の神経が入っていた部分に細菌が繁殖してしまう「**根尖病変**」によって歯ぐきが腫れ、出血することもあります。原因によってはすぐに処置が必要なケースもあるので、歯ぐきの腫れのサインを見つけたら、すぐにご相談ください。

！ 100へのポイント

抜歯の原因第1位の歯周病。その原因はプラークで、発見が遅れるのは重度にならないと症状が出にくいからです。早期発見、早期治療を日頃から心がけて定期的に歯科医院を受診しましょう。

Q. 歯周病は他の病気にも関係がある というのは本当ですか？

A. 大病につながるほど、 深い関わりがあります。

　歯周病はお口の中だけでなく、全身を蝕む怖い病気です。以下の病気と深い関わりがあることがわかっています。

---

①脳梗塞、心筋梗塞
②糖尿病
③誤嚥性肺炎
④早産、低体重児

---

①脳梗塞、心筋梗塞

　脳梗塞は脳の血管が詰まり、心筋梗塞は心臓の血管が詰まる、生死に関わる病気です。

　実はこれらの病気が近年、歯周病と深い関わりがあることがわかっています。炎症を起こした歯ぐきから体内に入り込んだ歯周病菌は、血流に乗って全身に広がります。

　歯周病菌が血管の内壁に入り込んでしまうと、白血球がたまり、それらが死がいの塊となり血管の壁にこびりつきます。それが動脈硬化を引き起こし、血液の流れを邪魔したり、場合によっては剥がれた塊が詰まって血栓となって、

脳梗塞、心筋梗塞の原因となります。

　ある研究では、歯周病の方はそうでない方の2.8倍脳梗塞になるリスクがあるというデータもあります。高血圧の方やコレステロール値や中性脂肪値が高い方はリスクを軽減するためにもしっかりと歯周病の予防や治療を行いましょう。

②糖尿病

　糖尿病と歯周病は相互に影響し合っています。歯周病が改善されると血糖コントロールが良くなり、結果として糖尿病が改善されることがわかっています。

　糖尿病はインスリンというすい臓からのホルモンの働きが弱まったり、十分に分泌されなくなったりすることで血糖値が高くなる病気です。

　歯周病が悪化していると、歯ぐきの炎症が拡大し、炎症物質が体内へと侵入します。その物質がインスリンの働きを弱めるために、糖尿病が悪化します。

③誤嚥性肺炎

　高齢者の方に多い誤嚥性肺炎は、本来食道を通って胃に運ばれる食べ物が舌や口、喉の筋肉の衰えによって飲み込む力が弱まり、気管から肺に入ってしまうことが原因で起こります。

　歯周病などによって口内の細菌が多い方ほど、誤って肺

に入り込んだとき誤嚥性肺炎になりやすいことが報告されています。日頃からケアを受けるなど、お口の中を清潔に保っている高齢者の方は、肺炎の発症率や発熱率、死亡率が低いという報告もあります。

④早産、低体重児

　歯周病は、早産や低体重児出産にも深く関わっています。歯周病の炎症により、炎症性物質が子宮の筋肉の収縮を招き、早産が引き起こされるのです。とはいえ、まだ不明なことも多く、今後の研究が必要な分野でもあります。

　女性は妊娠期、ホルモンバランスの変化やつわりなどで歯磨きができなくなったり、だらだら食べをしたりと、特に歯周病のリスクが高まる時期でもあります。

　悪化させないためにも、お口の中を清潔に保つことを心がけましょう。

Q. どうしてむし歯が できるのですか？

A. プラークの中にいるむし歯菌が、酸を出し、歯を溶かすからです。

みなさんは、お口の中にどれくらいの細菌がいるかご存じでしょうか？

歯磨きをしっかりしている方は1000億〜2000億個、あまり磨かない方では4000億〜6000億個、ほとんど磨かない方に至っては1兆個を超えるとも言われています。

実は赤ちゃんのときには口の中に細菌はおらず、家族の口移しなどによってむし歯の原因になる「むし歯菌」に感染してしまいます。最近では、以前に比べ小さな子どもに移さないよう気をつけている親御さんも多くいらっしゃり、子どものむし歯は減っています。特に乳歯が生え揃う3歳ごろまで気をつけてもらった子どもは、一生むし歯になるリスクが低いとされています。これは親から子どもにできる最高のプレゼントと言っても過言ではありません。

さて、「むし歯」の原因菌はミュータンス菌と呼ばれる細菌で、食べ物や飲み物に含まれる糖質が大好物です。糖

質をエサにネバネバとした物質を作り、これが歯につきプラークとなります。そして、プラークの中で細菌が糖質から酸を作り出し、歯の表面のエナメル質を溶かすことで、むし歯になるのです。

　一度、ミュータンス菌に侵されてしまうと、一生付き合うことになります。

　その際に私たちができることは、

・細菌（ミュータンス菌）を減らす…汚れを歯磨きで落とし、口の中の菌の量を減らす

・フッ化物を使う…歯磨き剤や洗口液を利用する

・唾液の量を増やす…唾液を促す食事をする。お口の体操をする

・食後すぐに歯を磨く…食べ物が口の中に停滞している時間を短くする

・食習慣を変える…糖質が多く含まれる食べ物を避ける

　歯科医院でのプロフェッショナルケア×ご自宅でのホームケアで、いま以上にむし歯を増やさないよう対策を行ってください。

「ニューブランの輪」を知って、むし歯予防

　以下に説明する「ニューブランの輪」を知るとむし歯が
どのような要因によって引き起こされるのかがわかり、対
策できます。必要以上にむし歯を恐れることなく、正しい
知識でむし歯と闘いましょう。

　むし歯は、4つの条件が重なると発生すると言われてい
ます。これを「**ニューブランの輪**」と言います。

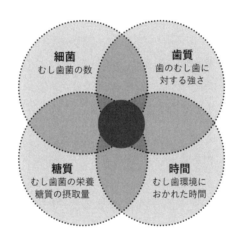

　輪について、ひとつずつご説明しましょう。

　まずは**歯質**について。

　歯の強さ、唾液の質や量、歯並びのことです。口腔内の
環境まで含めると生活環境や服薬状況、遺伝も影響します。
歯質はフッ化物によって強くすることができますが、効果

が出るまでに時間がかかります。もちろん、この図にあるように（４つの要因があるため）、フッ化物だけでむし歯を予防できるわけではありません。

　歯並びが悪いと磨き残しが起こりやすいため、むし歯を引き起こす要因となるかもしれません。

　次に、**細菌**について。

　むし歯を引き起こす細菌であるミュータンス菌の数が多いと、むし歯になりやすくなります。菌の数は人によって違いますし、その数は常に変化しています。むし歯を引き起こす条件を少しでも減らすために、日々の歯磨きが大切になるのです。

　また、菌のすみかであるプラークをとること、定期的に歯石を除去することも細菌の数を減らすことに大いに貢献します。

　３つ目は**時間**について。

　食事の後、歯を磨くまでの時間が長いほどむし歯の発生率が高くなります。また、間食などを頻繁にすることで口腔内が常に酸性の状態が続いていることも同様です。「**歯磨きをどのタイミングで行うのが良い？**」という質問がありますが、その**答えは「０秒」**が理想です。しかし、なかなか難しいので、できるだけ食後すぐに歯磨きをするかノンシュガーのガムを噛むなどのケアを行ってください。

最後は**糖質**について。

むし歯菌であるミュータンス菌は糖質を栄養源にして歯を溶かす酸を作り出します。食事をとるからといって、簡単にむし歯になるわけではありませんし、糖質は私たちのからだにとっても必要です。大切なのは口の中に糖質を残さないことです。もちろん、間食や糖質の多いジュースや炭酸飲料など、糖質をとる頻度が高ければ高いほど、むし歯の要因は大きくなります。

！ 100へのポイント

大切なのは、「ニューブランの輪」の"真ん中の重なり部分"をいかに小さくするかです。

お口の中の細菌はゼロにはできないですし、糖質を全くとらない食事も無理な話です。ですので、

・フッ化物をこまめに使い、歯の防御力を上げる

・食べたらなるべく早く口の中を中性に戻す（歯磨きなどを
　行う）

・むし歯菌に栄養を与える機会を減らす（間食を減らす）

・糖質の摂取をコントロールする
　ようにしましょう。

Q. むし歯になりやすい場所って ありますか？

A. 気にしていただきたい6つの場所が あります。

　むし歯になりやすい場所は、たしかにあります。

　以下の6つがそうです。日々の歯磨きはもちろん、歯科医院でのケアの際にも意識してください。

　ひとつずつ解説していきましょう。

①唾液がたまりづらい部分

　唾液の働きについては87ページで詳しくご説明しますが、唾液には口の中を洗い流すだけでなく、口腔内の環境やからだ全体を守る免疫作用があります。このような唾液の効果が届きにくい場所があります。

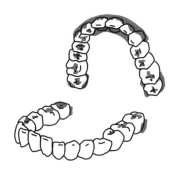

上前歯や奥歯に唾液がたまりづらく、効果が届きにくい。

②露出した根面、歯と歯ぐきの境目

　加齢や歯周病によって下がった歯ぐきから、歯冠部より酸に弱い根元の部分である根面が露出してしまい、そこからむし歯になりがちです。

　根面はむし歯の進行も早く、ひどい場合は根元から歯が折れてしまうこともあります。歯周病に気をつけるのはもちろんのこと、加齢により下がった歯ぐきには、歯と歯ぐきの際を磨くバス法（105ページ）の磨き方で丁寧にブラッシングするようにしてください。その際、研磨剤の入っていない歯磨き剤を使うのもポイントです。

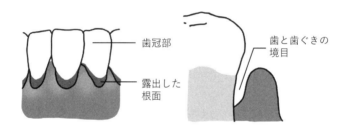

③咬合面

　小臼歯と呼ばれる犬歯の横にある歯から、大臼歯と呼ばれる奥まで続く歯の噛み合う面を咬合面と呼び、食べ物をすり潰すために使います。この溝は人によって深さも形も違い、歯磨きで磨きづらい部分でもあります。そのため、経過観察していいのか、すぐ治療しないといけないのかは人によって違います。溝が深ければ深いほど、むし歯

になりやすいです。その対策として、シーラント（プラスチック樹脂を歯の溝に埋めること。137ページでも解説）であらかじめ溝を埋めてしまうことも有効です。

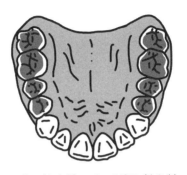

4〜5番目（小臼歯）、6〜7番目（大臼歯）

④歯と歯の間

　これも同様に、汚れがたまりやすい部分です。歯磨きで磨き残しや歯垢などを丁寧にしっかりととり除き、むし歯菌のすみかを作らないようにしましょう。なかなか歯ブラシだけでは磨きづらいこともあります。歯磨きの後は、デンタルフロスや歯間ブラシも活用しましょう（108、111ページ）。

⑤歯列不正

　歯列不正とは、歯並びが悪い状態のことを指します。顎が小さいなど遺伝的なものや頰杖をつく癖などの生活習慣など原因はさまざまです。歯列不正はうまく嚙み合わない

だけでなく、歯が重なっていることで歯磨きやデンタルフロスなどのケアがしにくいため、むし歯や歯周病を引き起こしてしまいます。

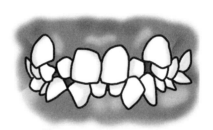

歯並びが悪いことで歯磨きなどのケアがしにくく、むし歯などになりやすい。

⑥不適合修復物（補綴物：入れ歯やインプラントなど）

　むし歯治療によって詰めたり被せたりした修復物（詰め物、被せ物）が歯にぴったりと合っていないものを不適合修復物と言います。

　はじめはもちろんフィットしているのですが、たとえば銀歯は自分の歯より硬いため、銀歯とご自身の歯との境目で自分の歯が徐々に欠けていきます。

　そのため、銀歯と歯の境目の隙間にプラークが付着し、気づかないうちに二次むし歯や歯周病になってしまうことがあります。合っていない被せ物は、その隙間や歯周ポケットの奥まで歯ブラシが届きません。

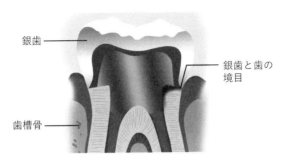

銀歯

銀歯と歯の
境目

歯槽骨

銀歯の縁にプラークがたまり、
新たなむし歯ができ、細菌が入り込んでしまう。

　むし歯の再発を避けるためにも、治療後も丁寧に磨き、定期的な健診やレントゲン撮影を心がけてください。

　また、年齢によってむし歯になりやすい場所は変化します。たとえば10代は歯が生えてきてまだ日が浅いので、**③咬合面**が非常にむし歯になりやすいです。そのため生えてきたばかりの歯の溝を予防的にシーラントで埋めたりします。

　また、20代になってくると咬合面のむし歯が減り、**④歯と歯の間**のむし歯が増加します。

　また、加齢により歯ぐきが下がってくると**②露出した根面**がむし歯になりやすくなります。さらに歯が動いた場合、**⑤歯列不正**の部分もむし歯になりやすいです。

　このように年代によってもむし歯になりやすい場所が変わってきます。

歯磨きの際、自分でどこを磨いているかをしっかり意識することが大切です。66ページの「Q. どうしてむし歯ができるのですか？」の解説も加えてセルフケアの知識を深めていきましょう。

Q. むし歯ができました……、削らないといけませんか？

A. 初期のむし歯なら削らなくてもよい場合があります。

　むし歯の進行状態は、C0、C1、C2、C3、C4の5つのステージにわけることができます（下図を参照）。

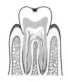
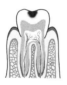

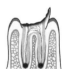

C0	**C1**	**C2**	**C3**	**C4**
むし歯になりかけの状態	エナメル質に侵食	象牙質に侵食	歯髄に侵食	歯根まで侵食

　C0はむし歯になりかけ、もしくは疑わしい状態のことで「要観察歯」とも呼ばれています。脱灰（86ページ）し

ていて穴があく寸前の初期むし歯の一歩手前です。歯の表面がざらざらしたり、溝やくぼみに褐色の着色が見受けられたり、歯の表面の透明感がなくなり、白く濁ったりといった症状が確認できるでしょう。

　治療法はフッ化物を塗り再石灰化を促し、自然治癒力を促進するほか、シーラント（137ページ）でむし歯の進行を防止したりもします。この状態でコントロールできれば治療せずに済む場合があります。しっかりと歯磨き指導を受けて経過観察しましょう。

　C1は初期のむし歯です。歯の表面のエナメル質のみ溶かされた小さな穴があいた状態を指します。この場合も痛みはほとんど感じません。C0同様、フッ化物の応用、経過観察、シーラント、場合によってはコンポジットレジンと呼ばれる白いプラスチックを詰める処置を行います。

　C2は象牙質まで進行したむし歯です。歯の内側までむし歯が侵食しており、歯の神経（歯髄）に近くなるため痛みもともないます。ただし、痛くない場合もあります。ですが、「痛くないからむし歯じゃない」というのは誤りです。エナメル質に比べて柔らかい象牙質は、むし歯の進行も早いため早期の治療をお勧めします。

　この段階になると自然には治りません。むし歯部分を除去して詰め物をすることになります。以前は金属の詰め物

が主流でしたが、近年では接着技術の向上によりセラミック素材が普及しています。

　C3はむし歯が神経（歯髄）まで達した状態です。神経が炎症が起きている歯髄炎の場合はズキズキと何もしなくても痛んだり、夜中に痛くて目が覚めたりします。この場合、歯根治療と呼ばれる傷んだ歯髄を除去する治療を行います。その後、被せ物による処置を行います。

　C4は歯がすっかりなくなり歯根部だけが残った状態です。神経も死んでしまうため、痛みすら感じることができなくなります。歯根部が使える場合はC3と同じ治療を行いますが、使えない場合は抜歯せざるをえません。ブリッジや入れ歯、インプラントなどの治療となります。

> **！ 100へのポイント**
>
> 経過観察するのか、治療するならどう治療するか、歯科医としっかり事前に共有しましょう。歯の状態やご予算、審美的な観点などから希望が叶えられるよう処置を選びます。

Q. 酸蝕歯って何ですか？

さんしょくし

A. 食べ物や飲み物の「酸」で溶けた歯のこと。からだに良いと思っている食習慣にご注意を。

　みなさんは「**酸蝕歯**」という言葉をご存じでしょうか？

　むし歯は、口の中の細菌が出す酸が原因で引き起こされます。範囲は一部分で、うまく掃除が行き届かなかったところや汚れがたまりやすい部分などにできます。

　これに対し、むし歯でも歯周病でもないのに歯が溶けてしまうことがあります。それが酸蝕歯という病気で、食べ物や飲み物に含まれる酸によって引き起こされます。むし歯に比べ広範囲なのが特徴です。若い方も高齢の方も関係なく、4人に1人が酸蝕歯であるというデータもあります。

　歯にはエナメル質という鎧があるのですが、人によって厚みが違うため、酸蝕歯になりやすい方となりにくい方がいます。また、むし歯がある場合は、酸蝕によって進行しやすくなります。また、実は私たちの身近にある飲み物の多くは酸性です。市販飲料の約73%が歯のエナメル質を溶かす酸性度を超えています。炭酸飲料やスポーツドリンク、栄養ドリンク、オレンジジュースなどのソフトドリンク、お酒なども酸蝕歯を引き起こしやすいです。同様に食べ物の多くが酸性です。意外なものだとマヨネーズやチー

ズ、ナッツ、パンやパスタなども酸性です。

飲料の酸性度の表

一般的な飲料の酸性度がわかる表がこちらです。ちなみに胃液は pH1.0
〜 2.0。歯の表面が溶け始めるのが pH5.5。普段のお口の中は pH7.0 なの
で、いかに普段私たちが酸性の飲み物を摂取しているかわかります。

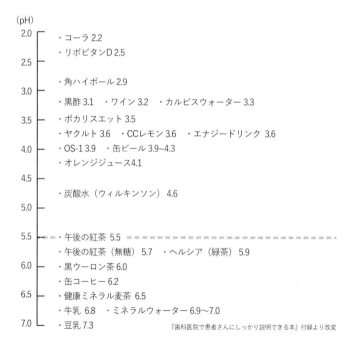

（pH）
- 2.0 — ・コーラ 2.2
- ・リポビタンD 2.5
- 2.5
- ・角ハイボール 2.9
- 3.0 ・黒酢 3.1 ・ワイン 3.2 ・カルピスウォーター 3.3
- 3.5 ・ポカリスエット 3.5
- ・ヤクルト 3.6 ・CCレモン 3.6 ・エナジードリンク 3.6
- 4.0 ・OS-1 3.9 ・缶ビール 3.9〜4.3
- ・オレンジジュース4.1
- 4.5
- ・炭酸水（ウィルキンソン）4.6
- 5.0
- 5.5 ・午後の紅茶 5.5
- ・午後の紅茶（無糖）5.7 ・ヘルシア（緑茶）5.9
- 6.0 ・黒ウーロン茶 6.0
- ・缶コーヒー 6.2
- 6.5 ・健康ミネラル麦茶 6.5
- ・牛乳 6.8 ・ミネラルウォーター 6.9〜7.0
- 7.0 ・豆乳 7.3

『歯科医院で患者さんにしっかり説明できる本』付録より改変

　たとえば、健康のために黒酢を毎日飲む方や酸性度の高
い飲食物を高頻度に摂取する方は注意が必要です。酸性度
の高い飲料物を仕事中や運転中、スポーツをしているとき

などに「**ながら飲み**」をしている方も高リスクです。長い時間をかけて摂取することで歯が酸に触れている時間も長くなり、唾液が中和する効果が追いつかず、歯が常に酸性にさらされている状態になってしまいます。

　他にも柑橘系の果物を前歯でかじる習慣のある方や、もずくなどの酢の物を前歯ですする癖のある方も要注意です。どうしてもやめられないという方は酸性の物をとった後にお水を一杯だけ飲んで中和しましょう。

　また、ここが難しいのですが、後述する食後の歯磨きは食後すぐに歯磨きしてください。一方、酸蝕症では歯が飲食物の酸で傷ついてしまっているので、食後30分ほど待ってから磨きましょう。

！ 100へのポイント

酸性の物は身近にあふれています。健康のためにとっている物が必ずしも歯の健康にとっていいとは限りません。
以下がチェックポイントです。

□ **長時間、酸性の飲食物を口にしないようにする**

□ **酸性の物を摂取したら、お水やお茶などですすぐ**（口の中を中性にする）

□ **スポーツ飲料や炭酸を飲むときはストローを使用する**（直接歯に酸性の物を当てない）

□ **酸性の物を口にした後、30分ほど待ってから歯磨きをする**（酸によって柔らかくなった歯を傷つけない）

column

アスリートも歯が命

　最近はランニングブームです。体調を整えるためにも適度な運動はとてもいい習慣です。そんな運動に欠かせないのが、スポーツドリンクです。

「熱中症予防にもこまめな水分補給が大切だ」ということで、スポーツドリンクは少しずつ飲む方が良いと言われています。ただし、飲み物を選ばないとスポーツドリンクのせいでかえってむし歯だらけになったり、歯が溶けたりすることもあります。炭酸飲料は飲むとすっきりしますし、運動後はさっぱりしたいということで好んで飲まれる方も多いです。

　私も学生時代はよくコーラをぐびぐび飲んでいました。ですが歯のことを考えると、炭酸飲料を頻繁に飲んだ後に運動すると噛む力などで歯が欠けたり摩耗しやすくなります。

　また、炭酸飲料ほどでないにしろ、実はスポーツドリンクも酸性です。さらに運動中はハアハアと口で息をしますし、汗をかいて喉もカラカラになります。お口の中で唾液が出てもネバネバしてしまい、「口内環境」は大変リスキーな状態となります。

　歯科医となったいまでは、みなさんに、できればスポーツドリンクを飲んだ後にさらにお水やお茶を一杯飲んでお口の中を中性に戻しましょう、とお伝えします。

　また、ランニングやマラソンでいいタイムを出そうと思うな

ら、「からだの軸」が大切となります。このとき、からだの軸に影響を与えるのが「噛み合わせ」ということは意外と知られていません。それを知るアスリートの方の中には、「からだの軸ブレを治す」ために歯並びの矯正をされる方もいます。種目によっても重要性は違いますが、からだの軸がブレていると少なからず、パフォーマンスに悪影響が出ます。

　もし、「あと少しタイムを改善したい」「もうちょっとパフォーマンスを向上させたい」というときに、噛み合わせを変えることで達成できるかもしれません。ただし、噛みしめるスポーツの方にはマウスガードをお薦めします。噛む力が強すぎるとそれはそれで歯に悪影響を与えてしまいます。

　アスリートの方は一度、歯科医に相談すると新たな選択肢が増えるはずです。

column
お口の周りにできる「口腔がん」とは？

　口腔がんとは、口の中にできるがんのことです。一口に口腔がんと言っても、舌や歯ぐき、口腔底、口蓋、頬の粘膜、顎の骨、唇など至るところにできる可能性があります。

　さまざまな場所にできる可能性のある口腔がんですが、そのうち約60％が舌にできる「舌がん」です。なかでも舌の横側にできやすく、次いで舌の裏側、舌の先の順になります。

　日本の口腔がんの患者数は増加し続けており、現在では30年前の３倍にも及びます。以前は60代以上の方や男性にできやすい傾向がありましたが、近年では生活スタイルの変化などもあり、若い方や女性の方にも増えています。

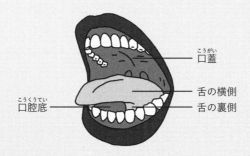

　初期の段階だと痛みがないために気づきにくく、進行してから来院される方が多くいらっしゃいます。早期発見ができれば、患者さんの負担も軽く、切除範囲も少なくて済みます。また、発見が早ければ早いほど、治療後の障害も減ります。

　三大生活習慣病のひとつであるがんですが、いまなお原因は特定できていません。喫煙や食生活、生活習慣やウイルスなどの細菌、遺伝が影響すると言われていますが、口腔がんの場合、これに加え「**慢性的な刺激**」も原因ではないかと言われています。

　被せ物や入れ歯が舌や粘膜、歯ぐきなどを刺激していたり、唇や舌を噛む癖など、いつも刺激を受けている場所はリスクが高いと言えます。また歯周病による歯ぐきの炎症も粘膜への刺激のひとつです。慢性的な刺激の原因を見つけてとり除くことが重要です。

　偏った食生活やビタミン不足、飲酒や喫煙なども口の中の粘膜を弱くさせます。歯磨き不足などで不潔な口内環境も口腔がんのリスクを高めます。

　細胞の増殖に異常が起きた場合、ごく稀にがんになりますが、その際がんになる前触れ「**前がん病変**」というものがあります。前がん病変を経てがんになるには5年以上の時間がかかります。

　まずは、前がん病変に気づくことと異変に気づいたら経過観察をしていくことが重要です。定期的な歯科健診を受けると同時に、セルフチェックも定期的に行いましょう。

　やり方としては舌の裏側や頬の内側、歯ぐき、口蓋、唇などに異常がないか確認します。特に舌の裏側など粘膜の部分が赤くただれていたり、白いできものができていたり、硬いしこりが見つかった場合は要注意です。2週間以上治らないようであれば、すぐに来院してください。

Q. 歯の再石灰化って何ですか？

A. 歯を脱灰から守る唾液の働きのことです。

　歯磨き剤やガムのCMなどで「**再石灰化**」という言葉を聞いたことはありませんか？

　私たちの口の中は日々「**脱灰**」と「**再石灰化**」を繰り返しています。

　脱灰とは、むし歯の原因菌（ミュータンス菌）による酸の影響で歯のカルシウムやリンが溶けてしまう現象のことです。そのような脱灰から歯を守る働きが再石灰化です。

　唾液が酸を中和し、溶けてしまったカルシウムとリンをとり戻すことでエナメル質の修復を行います。ちなみに目で見てもほとんどわかりません。脱灰と再石灰化は常に起きています。これらのバランスが保たれることで健康的な歯を維持することができるのです。酸の量が多かったり、唾液の分泌量が減ってしまったりすると、再石灰化が脱灰に追いつかず、むし歯になってしまいます。

再石灰化の仕組み

唾液の中にあるカルシウムイオン（Ca）とリン酸イオン（PO4）が、歯に戻ってくることで「再石灰化」になる。

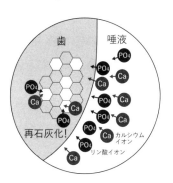

　お口の中の細菌増殖を抑えるためにも、だらだら食いは禁物です。

　また、再石灰化の際に歯を強化してくれる「フッ化物」が入った歯磨き剤もお薦めです。

Q. 唾液にはどんな効果がありますか？

A. 一言ではお伝えできないくらい多くの働きを担っています。

　実は楽しい会話も、おいしい食事も、健やかな口内環境も、唾液の力があってのことです。唾液の力のひとつ、再

石灰化についてはすでにご紹介しました。ここではさらに唾液の力についてお話ししましょう。

①**潤滑作用**

　歯ぐきや舌などの粘膜を潤して保護し頬との張り付きを防止し、しゃべりやすい状態を保つことができます。

②**快適な食事**

　唾液の水分と粘度が食べ物を咀嚼しやすく飲み込みやすくしてくれます。

③**消化作用**

　食べ物に含まれるデンプンを分解し糖に変えることで、胃腸の負担を軽減します。ちなみにお米が甘く感じるのも唾液の働きによるものです。

④**抗菌作用**

　口内に入った細菌の活動を抑え、増殖を防いでくれます。

⑤**洗浄作用**

　食べ物を洗い流し、口の中をきれいにしてくれます。

⑥**酸性になった口内を中性にする作用**

　酸性に傾いた口内を中性に戻す働きがあります。

⑦**口内の保護**

　唾液が膜となり、歯や歯ぐき、頬の内側を刺激から守ります。

⑧**組織の修復**

　歯ブラシによる歯ぐきの傷や、熱い物を食べたことによ

る火傷など、口内の傷の修復を促します。

　唾液が減少すると、これらの働きが低下してしまいます。
　たとえば、食べ物が口の中に残りやすくなったり、飲食後にいつまでも口の中が酸性の状態になっていたり、エナメル質の脱灰も進みやすくなります。また、歯ぐきや粘膜も傷つきやすくなります。つまり「**唾液の減少→口内の乾燥**」は、むし歯や歯周病のリスクもぐっと高めてしまうのです。

Q. 口がとても乾きます。何かの病気でしょうか？

A. 乾燥の原因は年齢、生活習慣、病気の可能性など、さまざまです。

　お口の中が乾いた状態を「**ドライマウス（口腔乾燥症）**」と言います。
　唾液は1日あたり、1～1.5リットルほどの量が分泌されています。しかし、年齢を重ねることで分泌量は低下し、70代ではそれまでの半分以下になると言われています。年齢以外の要因としてはストレスや更年期障害による自律神経の問題、唾液腺の疾患、糖尿病や肝疾患、薬の副作用などがあげられます。女性の場合、閉経による女性ホルモ

ンの低下も指摘されています。

　日常的な習慣も大きく影響するので、一度ご自身の生活習慣を見直してみましょう。注意してもらいたいチェックポイントをご用意しました。

□ **コーヒーや紅茶、お茶などをたくさん飲む**

　コーヒーや紅茶、お茶などカフェインが多く含まれる物は、利尿作用があります。数杯飲むだけでは脱水症状などになることはありませんが、お口の乾きが進行します。

□ **あまり水を飲まない**

　水分不足は唾液の分泌不足につながります。

□ **口呼吸をしてしまう**

　本来唾液で潤っているはずの歯や歯ぐきが乾燥し、むし歯や歯周病の原因になります。また、歯が乾燥すると汚れがつきやすくなるため、黄ばみの原因にもなってしまいます。

□ **どちらかというと早食いだ**

　急いで食べたり、よく噛まずに飲み込むと口の筋肉の運動不足が影響して唾液の分泌量が少なくなってしまいます。

□ **よくお酒を飲む**

　アルコールにはカフェインと同じく利尿作用があります。さらに体内のアルコールを分解するためには水が必要なため、脱水状態になりやすいです。

□ **タバコを吸う**

タバコを吸う方もニコチンの利尿作用で、水分不足になりがちです。

□ **数種類の薬を服用している**

お薬の中には知らないうちに唾液腺に悪影響を与えているものがあります。なお、お口の渇きに影響が出るのは個人差があります。

　チェックが多い方ほど口内が渇きやすく、むし歯や歯周病のリスクも高い状態です。また、食べ物をうまくまとめきれず、嚥下するときに誤嚥する可能性もあります。こまめな水分補給で口内を潤すことを心がけ、次のページのセルフケアも行ってみてください。

Q. 口の渇きに効果のある セルフケアはありますか？

A. まずはよく噛んで食べること。 合わせて唾液腺を刺激するマッサージを 実践してみましょう。

　唾液は、**耳下腺・顎下腺・舌下腺**の 3 つを刺激することで分泌を促すことができます。

　日常的な動作の中では、食事による咀嚼が有効的なのでしっかりと噛むことを心がけてください。その他にも簡単

にできる唾液腺マッサージがあるのでお伝えします。

　特に、食事の前に行うのが効果的です。

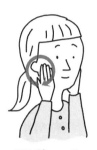 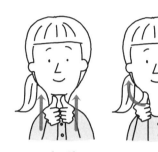

耳下腺マッサージ

親指を耳の後ろに、ひと
さし指から小指までの4
本の指を頬に当てて、円
を描くように動かす。

舌下腺・顎下腺マッサージ

両手の親指を揃えて顎の下のくぼ
みに当てて、舌を優しく押し上げ
る。同様に顎の内側も優しく押し
上げる。

　それぞれ10回ずつやってみてください。できれば食事
をとる前にするようにしてください。唾液の分泌量は刺激
を与えないと、どんどん低下していきます。歯の寿命100
歳を実現するためにも、今日からとり入れましょう。ガム
を噛むのも、唾液の分泌を促すのに効果的です。ただし、
ノンシュガーの物を選んでください。

歯磨き

むし歯や歯周病の対策として、ご自身でできるケアは毎日の歯磨きです。理想の歯磨きについて解説しましょう。

Q. 歯磨きはいつ、何回するのが良いですか？

A. 食後すぐに歯磨きをするのが理想ですが、できないときのアドバイスもお伝えします。

　食事の後、私たちの口の中は、一時的に中性から酸性へと変化します。酸性とアルカリ性の度合いを数値で表したのがpHと呼ばれる数値です。まずは次ページの図をご覧ください。

　これは私たちの口の中が食事によってどう変化しているのかを表した「**ステファンカーブ**」と呼ばれるものです。普段、口の中のpHは大体7に保たれていますが、食事をとると酸性に傾いている（下に移動している）のがおわかりいただけるでしょうか。

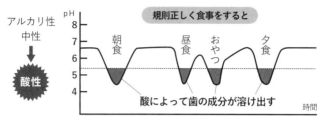

酸性になっている時間が少なく、歯が溶ける時間も少なくむし歯に
なりにくい。唾液が歯を再石灰化する時間が確保されている。

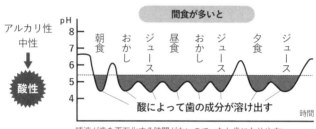

唾液が歯を再石化する時間がないので、むし歯になりやすい。

　pHが5.5になると歯の表面のエナメル質が溶け出す、脱灰が始まります。上の図のように食事や間食の間隔がしっかり開いていると唾液が口の中を中性に戻し、エナメル質を修復する再石灰化を行う時間をとることができます。

　下の図は、食事や間食、ジュースなどを頻繁にとっている方の口の中を表したものです。この場合、歯は常に酸性にさらされている状態で、再石灰化が十分に行われず、口の中は非常にむし歯になりやすい状態です。

もうひとつ参考にしていただきたいのが、下の図です。

飲食後のプラーク内の pH の変化

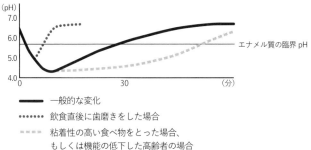

一般的な変化
飲食直後に歯磨きをした場合
粘着性の高い食べ物をとった場合、
もしくは機能の低下した高齢者の場合

　飲食後の一般的なpHの変化をみると、すぐに酸性に傾きますがすみやかに唾液で中和されていき、約30分後には脱灰しにくい値まで回復します（黒線）。しかし、粘着性の高い食べ物（クッキーやポテトチップス、キャラメル）の場合、唾液で中和するのにかなり時間がかかっているのがわかります（点線）。飲食後すぐに歯磨きを行えれば、お口の中の糖質がなくなるので細菌は酸を出すことができません。歯の表面ではすぐに再石灰化が始まり、理想的な状態となります（破線）。

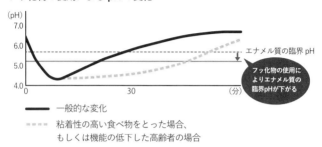

フッ化物の使用によるpHの変化

（pH）
7.0
6.0 ---- エナメル質の臨界pH
5.0
4.0
0　30　（分）

フッ化物の使用によりエナメル質の臨界pHが下がる

―― 一般的な変化

---- 粘着性の高い食べ物をとった場合、
もしくは機能の低下した高齢者の場合

　上のグラフをご覧ください。フッ化物を使用することでエナメル質が強化され、結果的に脱灰する時間も短くすることができます。

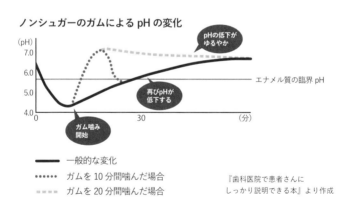

ノンシュガーのガムによるpHの変化

（pH）
7.0
6.0 ―― エナメル質の臨界pH
5.0
4.0
0　30　（分）

pHの低下がゆるやか

再びpHが低下する

ガム噛み開始

―― 一般的な変化

•••••• ガムを10分間噛んだ場合

---- ガムを20分間噛んだ場合

『歯科医院で患者さんにしっかり説明できる本』より作成

　また、最後のグラフをご覧ください。飲食後にノンシュガーのガムを噛むとより唾液の分泌が促され、すぐにpHが元に戻ると同時に再石灰化も促進しています。

少し専門的な話となりましたが、つまり要点は、

> ・甘い物やスナック菓子などをだらだら食べることはやめる
> ・炭酸飲料やジュースなど酸性の強い物はできるだけ控える
> ・食後すぐに歯磨きをする
> ・食後すぐに歯磨きができないなら、お水ですすぐか、ノンシュ
> 　ガーのガムを噛む

　一番の理想は食後すぐにフッ化物配合の歯磨き剤で歯を磨くことですが、忙しい方であればノンシュガーのガムを噛むか、フッ化物で口をゆすぐだけでも効果があります。

❗ 100へのポイント

☆の数が多いほど理想です。忙しい方はできることだけでもＯＫです。全く何もしないことだけには気をつけてもらいたいところです。

☆☆☆☆☆：すぐに歯磨き（フッ化物を使用）し、ノンシュガーのガムを20分間噛む

☆☆☆☆：すぐに歯磨き（フッ化物を使用）し、ノンシュガーのガムを10分間噛む

☆☆☆：すぐ歯磨き（フッ化物使用）もしくはノンシュガーのガムを噛む

☆☆：食後30分後に歯磨きもしくはお茶などで口をすすぐ

☆：歯磨きをしない

ガム噛みの効果

　みなさん突然ですが、些細なことでイライラすることはありませんか？

　実はガムを噛むことはイライラの抑制に効果があります。ストレスを受けてイライラしているときにガムを噛むと、①ストレス物質の血中濃度が抑えられます。これはガムを噛むことで脳のストレスを感じる部分が落ち着くからです。

　また、他にもガムかみの効果として②血液中のリンパ球がぐんと増えて免疫力が高まることがわかっています。これはガムを噛むことで、副交感神経が活発になってリラックス効果が生まれ、免疫機能が活発化するからだと言われています。また、がんの原因になる活性酸素を出す好中球も減少します。

　ガム噛みの効果はまだまだあります。③"やる気ホルモンのドーパミン"。このホルモンの分泌が噛むことで促進されます。最近は食事の際に「30回噛みましょう」なんて言われなくなりました。早食いの方などは要注意です。軟食ばかりでよく噛まずに食べていると、やる気ホルモンのドーパミンや"心の安定ホルモンのセロトニン"が不足しやすくなります。

　よく噛んで食べるという習慣が、歯の寿命100歳を実現するためには重要です。そうはいっても食事にかける十分な時間がないという方こそ、それを補う意味でも「ガム噛み」をお勧めします。最近はコロナの影響でテレワーク化が進んでいる業種

もあると聞きます。ガムをリズミカルに噛むことで仕事のやる気スイッチを押して前向きに頑張りましょう！

　最後に、ガムを噛むときは糖類の入っていないものを選びましょう。むし歯予防の項目でもお伝えしましたが、ガムを噛むことで唾液量が増加し、お口が中性に戻りやすくなります。ただし、ガムに糖類が入っていると逆効果になってしまいますので、ガムはなるべく甘くない物を選びましょう。

Q. フッ化物が良いと聞きますが、何が良いのですか？

A. 歯の強化には欠かせません。むし歯になりにくい歯を目指せます。

　フッ化物が唾液中にあると再石灰化を促進してくれます。さらに歯の結晶を長い時間かけて少しずつ硬く大きく変えてくれます。継続的にフッ化物をとり入れる習慣を身につけることは歯の寿命100歳に近づく鉄則のひとつです。

　歯磨き剤以外にもフッ化物を効果的にとり入れる方法があります。それが専用のフッ化物を使った**洗口法（うがい）**です。

　歯磨き剤と違うのは口に含んだ後、水ですすがないため、長時間口の中にフッ化物がとどまり、その効果がより期待

できる点です。ただし、フッ化物の効果はすぐに出るものではありません。使い続けることで、数年かけて歯を強くしていくことができます。

　ある学校では、1週間に1回、子どもたちにフッ化物洗口を実施しています。最初の永久歯が生え始める6歳頃から、生え変わりが終わる12〜13歳頃にフッ化物を使うことは、その後のお口の健康にとってとても有効です。なぜなら、生えたての永久歯は2〜3年の間、歯の質が弱くむし歯になりやすい状態だからです。それを補うのがフッ化物洗口です。小さなお子さんがいらっしゃる読者の方は、ぜひ参考にしてください。

　もちろん大人のむし歯予防にも効果があります。加齢とともに露出した象牙質は、エナメル質に比べて柔らかく、むし歯になりやすいです。柔らかい歯の根元をむし歯から守る効果以外にも、詰め物のある歯の再発防止にも効果が期待できます。

！ 100へのポイント

1日に1回、低濃度のフッ化ナトリウム溶液を少量口に含み、30秒〜1分ぶくぶくとうがいをして吐き出します。その後、口はすすがないで、30分くらい飲食を控えます。夜寝る前が効果的です。

Q. 歯ブラシはどんなタイミングで替えるといいのでしょうか？

A. 歯ブラシにも寿命あり。 1か月に1度替えるようにしましょう。

　歯ブラシは歯磨き後、毎回しっかり洗ったとしても、目に見えない細菌でいっぱいです。ブラシ部分に食べ物などが残っていると、さらに細菌が増殖してしまいます。歯磨き後は、できるだけ流水でこすりながらブラシについた汚れを落とし、風通しの良いところでしっかり乾かしましょう。歯磨きした後すぐに専用のケースに入れたり、ヘッドの部分だけキャップをするのはNGです。それでも細菌は残るので、1か月に1回を目安に交換しましょう。

　また、1か月も経てば、歯ブラシは磨く効率も落ちてきます。毛先がしっかり揃った状態の歯ブラシに比べ、広がりかけた歯ブラシのプラーク除去率は60％程度とも言われています。たとえ十分に時間をかけて丁寧にブラッシングしたとしても、広がりかけた毛先では歯にしっかりとブラシが当たらず、口の中を上手に掃除できません。それどころか、歯や歯ぐきを傷つけてしまう可能性もあります。お仕事で忙しい中せっかくしっかり歯磨きをしようと心がけているのに、同じ10分磨いてもらっても6分分しか磨けてなかったらなんだか損した気分ですよね。

歯ブラシの毛先の開き具合とプラーク除去率

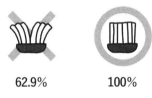

62.9%　　　　100%

ライオン歯科衛生研究所調べ

Q. 歯磨きや歯ブラシの正しい使い方を教えてください。

A. むし歯用と歯周病用、それぞれのブラッシング法があります。

　毎日ブラッシングしていても、磨き方の癖によって磨き残しはあるものです。ここで、正しいブラッシング方法を学びましょう。

　歯磨きの仕方はいろいろな方法があるのですが、みなさんに知っておいてもらいたいのが、

①むし歯対策の歯磨き方法

②歯周病対策の歯磨き方法

2つの磨き方があることです。

双方の磨き方をマスターできれば、万全です。

まずは①のむし歯対策の歯磨き方法。これは、71ページの「むし歯になりやすい場所ってありますか？」の箇所を丁寧に磨くことでOKです。

次に②歯周病対策の歯磨き方法。こちらはバス法（105ページ）とフロスなどの補助器具（108ページ）を使って、歯磨きしてください。

どちらもポイントは「どこを磨いているか」意識して磨くことです。

また、持ち方について。

ペンを持つように親指・人差し指・中指で歯ブラシを支えます。この持ち方なら力が入りすぎず、軽い力でしなやかに磨くことができます。力を入れすぎると毛先が広がってしまい、うまく磨けないので注意してください。

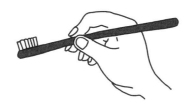

さらに基本として、以下3点を意識してください。

・**歯ブラシの毛先をきちんと歯面に当てる**
・**力みすぎず軽い力で磨く**
・**小刻みに歯ブラシを動かし、1本ずつ磨く**

　また、部分的に磨き方を変えることも大切です。

　奥歯は、噛み合わせの溝にしっかりと歯ブラシを当てるように奥から手前にかき出すように動かします。頰側・歯の表面を磨くときは、歯ブラシを直角に当ててください。

　歯周病対策の歯磨き方法にはスクラッピング法、ローリング法など、さまざまなものがありますが、まずは「**バス法**」を覚えてください（次のページ）。歯ブラシを45度の角度で当てる方法です。歯周病と診断された方は、柔らかめの歯ブラシを選ぶといいでしょう。磨きづらい奥歯の内側は歯ブラシを斜めに入れて、前後に細かく動かします。特に利き手側は磨き残しが目立つ傾向があるので、意識して磨きましょう。

　そして、前歯の裏側は歯ブラシを縦に当てて上下に動かします。歯ブラシの角をうまく使うと上手に磨けます。

バス法

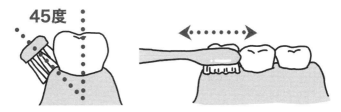

歯ブラシの毛先を約45度の角度で歯周ポケットの中に入れるように
当て、柔らかく小刻みに、左右に振動させる。

歯と歯ぐきの間を丁寧に磨けるようになる習慣が大切です。このときのポイントは歯ブラシの毛の列すべてを使うというより、一列だけ使うイメージで磨いていただくとより上手に磨けます。

！ 100へのポイント

むし歯対策は、むし歯になりやすい場所を意識した歯磨きを意識しましょう。歯周病対策の歯磨きは、①バス法、②歯間ブラシ＋フロス、ワンタフトブラシなどの補助器具を使うこと。理想としては毎食後10分歯磨きできればよいですが、夜だけでも時間を確保してください。

column

歯周病対策では、
「ワンタフトブラシ」を活用しよう

現在、多くのオーラルケアグッズが発売され、歯磨きにこだわりを持つ方も増えてきました。目的別で選べる歯磨き剤や、歯間ブラシ・フロスといった商品も一般的になってきましたが、みなさんはワンタフトブラシをご存じでしょうか?

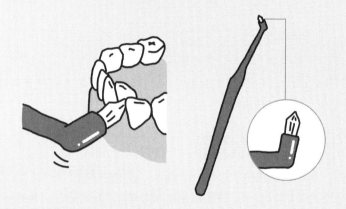

普通の歯ブラシでは磨きにくい部分にもしっかりと入り込んで歯垢を落とすことができる部分用歯ブラシです。普通に歯磨きをした後、仕上げ用として使います。ワンタフトブラシのブラシヘッドは先端に向けて細くなっているため、歯と歯の隙間にしっかりと入り込んで汚れを除去することができ、ヘッドとハンドルの中間部分であるネックの角度も奥歯の狭いところまで届きやすいように設計されています。

　むし歯や歯周病リスクの高い奥歯をはじめ、歯が重なって生えている部分や歯と歯の隙間が大きくなった部分、歯周病で歯ぐきが下がり露出した歯の根、生えかけている親知らずなどにもフィットして、ピンポイントで磨き残しを除去することができます。細やかな部分にまでしっかりと入り込むので、矯正器具をつけている方や、入れ歯の土台となっている歯のケアにもお勧めです。インプラントやブリッジがある方もぜひ使ってみてください。被せ物の周りの歯をしっかりとケアすることで、インプラントやブリッジ自体も長持ちします。

！ 100へのポイント

ブラッシング圧など磨き癖に合わせた商品や、歯ぐき用、歯周病用、インプラント用といった用途に合わせた商品まで、さまざまなタイプが発売されています。ご自身に合った商品を歯科医と一緒に選びましょう。使い方は普通の歯ブラシと同様で、ゴシゴシとこすらず掃除したい部分にヘッドを密着させ優しく揺り動かします。つい力が入ってしまうという方は、鏡を見ながら行うといいでしょう。

Q. デンタルフロスの使い方を 教えてください。

A. 汚れではなくプラークをとるように。 タイプ別の使い方をお伝えします。

デンタルフロスの本来の目的は、歯の隙間に挟まった物をとることではありません。

デンタルフロスは、**歯の表面についたプラークをとるのが目的**で用いられています。デンタルフロスの角度を変えながら、歯の表面をこするようにしてプラークをはぎとるのです。歯と歯の間の空間は横から見ると三角形になっています。この三角形に沿わせるようにフロスをこすりつけます。

また、詰め物や被せ物がある歯ではとれかけている詰め物、被せ物がある場合もあるので、フロスを上に引き抜くのではなく横から引き抜くようにしましょう。

【糸巻きタイプのフロスの使い方】

糸巻きタイプのデンタルフロスは、**糸の長さを自分で調整できるのがいいところ**です。歯科医がフロスを使うときも、この糸巻きタイプのフロスを使用しています。

まず、フロスを40cm程度引き出して切り、両端を数回、左右の中指に巻きつけます。だいたい指と指の間が10 〜

15cm程度になるようにしましょう。

　デンタルフロスを歯の隙間に差し込んだら、歯の表面を
こするように動かしましょう。ただ抜き差しするだけでは
不十分です。

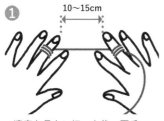

適度な長さに切った後、両手の
中指に 2 ～ 3 回ずつ、デンタル
フロスの間隔が10～15cmになる
ように巻きつける。

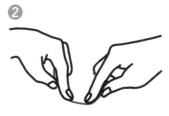

親指や人差し指で支えてピンと
張った状態にし、歯ぐきを傷つけ
ないように、歯と歯の間にゆっく
り入れる。

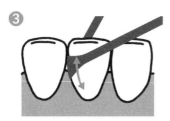

歯の表面に沿わせるようにして、
前後に動かす。

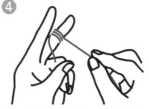

次の歯と歯の間をケアするときに
は、デンタルフロスの使用した部分
をずらして、新しい部分を使う。

　一箇所のケアが済んだら、他の歯の隙間のケアに移りま
すがそのときには指に巻いてあるデンタルフロスをとり出
し、きれいな部分を使ってケアしましょう。フロスには目
に見えない細菌がついていますので、できるだけきれいな
糸を出しながら使うといいでしょう。

【ホルダータイプのフロスの使い方】

ホルダータイプのフロスは、一番一般的な商品かもしれません。糸巻きタイプのように準備もいりませんし、**さっと使えるのも便利なところ**です。

歯の隙間に差し込んだら、前後に動かしながら歯の表面をこするようにしてプラークを落とします。根元まで下ろして、両サイドの歯の表面をきれいに磨きましょう。

抜き出すときは、無理に引っ張るようにすると歯に負担がかかる可能性があります。これは挿入するときにも言えることですが、歯と歯の隙間が詰まっていて挿入しにくい、抜き出しにくい場合はゆっくりと静かに動かすようにしましょう。前後左右にそっと動かしていくと、歯ぐきに傷をつけずに使用できます。それでも引っかかってやりにくいということであれば、一度歯科医院で詰め物、被せ物に段差がないか確認してもらいましょう。

❗ 100へのポイント

デンタルフロスは毎日使うことをお勧めします。しかし、なかなか習慣化できないのが現実かと思います。そのような方にお勧めなのが、曜日を決めるやり方です。ゴミ出しのように毎週決まった曜日の夜の歯磨き時に週1回から始めましょう。0から1は本当に難しいですが、1を2、3と増やしていくのは簡単です。ぜひ習慣化しましょう。

Q. 歯間ブラシの正しい使い方を教えてください。

A. ポイントは「タイミング・サイズ選び・通し方」です。それぞれご説明しましょう。

歯間ブラシはフロスと同じく歯と歯の間の清掃道具です。

歯と歯の間は歯ブラシでは届かないため、歯間ブラシかフロスでお掃除してもらうようお願いします。

お掃除のタイミングはいつもの歯磨きと同時に行います。けれども毎食後は難しいでしょうから1日に1回、歯間ブラシを使って歯のケアを行いましょう。

歯間ブラシには種類があります。使用する部位や歯の隙間のサイズに合わせて、ご自身に適切な物を選ぶといいでしょう。金属ワイヤーにナイロンの毛が生えた物や、シリコンなどのゴム製の物があります。

また、形もストレートのI型と先が直角に曲がっているL型の2つがあります。前歯などまっすぐ通す部位にはI型が、奥歯のように横から通す部位にはL型が使いやすいでしょう。

サイズも4S〜LLとさまざまあります。ご自身の隙間に合わない物を使うと歯ぐきを傷つけてしまうことがあるため、初心者の方は細めの物から試してみるのがいいで

しょう。

　できれば、歯科医院でサイズを確認してもらってください。部位によってサイズが大きく違う場合が多いですし、余りにも多いと覚えるのが大変なため、あなたに合った2本ぐらいにまとめてもらって部位ごとに合わせて使い分けるといいかと思います。

　一般的には前歯の部分は極細タイプ、歯並びが悪い部分や歯ぐきのやせが気になる部分には細めの物、隙間が広い部分やブリッジを装着している部分には普通から太めの物を選びます。

　使い方のコツは、まず鉛筆を持つように歯間ブラシを親指と人差し指でそっと挟みます。ゆっくりと斜めに歯の隙間に歯間ブラシを差し込みます。歯間ブラシを平行にし、歯ぐきを傷つけないように動かします。このときは鏡を見て行いましょう。

　ブラシを歯と歯の間で2〜3回動かして汚れをかき出します。奥歯は外側と内側の両方から掃除をします。

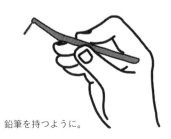

鉛筆を持つように。

　使用後は流水で汚れをよく落としましょう。風通しのよいところでしっかりと乾かすようにしてください。ブラシの毛が乱れてきたら替えどきです。特にナイロンのタイプの物は毛が短くなるとワイヤー部分が露出してしまい、歯や歯ぐきを傷つけてしまう恐れがあるので定期的に新しい物に替えましょう。

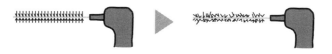

ブラシの毛が乱れたらこまめに交換する。

Q. 電動歯ブラシはいいものですか？ 使い方を教えてください。

A. うまく使えば、日々のお手入れが より楽になります。

　短時間で効率的なブラッシングを叶えてくれるのが、電動歯ブラシです。

　最近ではスマートフォンアプリと連動して磨き残しを教えてくれる機能や、ベストな磨き時間をアラートしてくれるタイマー機能つきモデルなど、便利な機能がついたハイスペック商品が多数発売されています。

　しかし、こういった高性能な電動歯ブラシを使っている

ことに満足してしまい、意外と意識できていないのが"正しい使い方"です。**実は電動歯ブラシと普通の歯ブラシでは、磨き方が違う**のです。

たとえば普通の歯ブラシのように電動歯ブラシをゴシゴシと動かしている方も多いと思います。電動歯ブラシは、勝手に動いてくれるので手を細かく動かす必要はありません。そっと歯の表面に当てるのが基本です。

しっかり汚れを落としたいと思うが故に、ブラシを歯に押しつけてしまう方も注意が必要です。圧が強いと歯や歯ぐきを傷つけてしまう危険性があります。また、電動歯ブラシは振動で汚れをとる機械です。押しつけてしまうと振動ができなくなり効果が半減します。「普段からどうしても歯ブラシを押しつけてしまう」、そんな方には押しつけ防止機能が搭載された電動歯ブラシがお薦めです。

また、ご自身に合わないサイズのブラシヘッドを使っている方もいらっしゃいます。自分に合ったサイズがわからない方や初めて電動歯ブラシを使用される方は、奥歯や歯並びの悪い部分にも届きやすいコンパクトヘッドをお薦めします。大きめのヘッドに比べて、歯に当たる面積が小さいため時間はかかりますが、小さめのヘッドに慣れることで丁寧に磨く習慣も身につきます。

そして、ブラシヘッドの交換は忘れずに定期的に行いましょう。毛先が広がったブラシでいくら丁寧に磨いても汚れは落ちません。メーカーによっては毛先の色が変わり、

替えどきを教えてくれる商品も出ています。

　最後に、有効的なブラッシングができるようマニュアルには必ず目を通してください。ブラシヘッドのタイプによっては、当て方も変わります。正しい使い方で歯の寿命100歳を達成しましょう。

Q. どんな歯磨き剤を選ぶと いいのでしょうか？

A. ご自身の目的に合った物を選びましょう。 次ページの表を参考にしてください。

　歯磨き剤は磨いているうちに泡だって磨いているところがわからなくなることから「歯磨きの邪魔をする」と考えられていた時代もありました。

　しかし現在では、歯磨き剤にむし歯予防の効果の高い成分が含まれ、泡だちすぎない工夫や優しい研磨剤が採用されるなど、歯磨きには欠かすことのできない重要なアイテムのひとつです。

　とはいえ、研磨剤がよくないケースなど、ご自身の状況に合っていない歯磨き剤を使うことでかえって口内環境を悪くすることもあります。自分の現在の歯や口内環境に合わせて、適切な歯磨き剤を選ぶようにしましょう。

歯磨き剤には以下のような種類があります。

- **むし歯予防**…高濃度のフッ化物が配合されている物がお薦めです。フッ化物によって、再石灰化を促したり、プラークの中の細菌の活動を抑えたり、使い続けることで歯を丈夫にする効果も期待できます。強すぎる研磨剤が入っている歯磨き剤によって、歯の表面のエナメル質を傷ついてしまい、知覚過敏になってしまうこともあるので注意してください。
- **歯周病予防**…抗炎症成分が入っていたり、血行促進作用がある物、殺菌力の高い物などがお薦めです。
- **ホワイトニング**…こちらはホワイトニングというよりは着色汚れを落とす物で、歯本来の色を取り戻します。専用の研磨剤や有効成分が着色汚れを浮かせて落とします。「歯をしっかりと白くしたい」ということであればやはり歯科医院でのホワイトニングを検討してください。
- **歯根部のケア**…歯周病や歯の磨きすぎで歯ぐきがやせて歯根が露出してしまった場合は研磨剤の入っていないジェルタイプがお薦めです。優しく磨きましょう。また、歯根はむし歯になりやすいので高濃度のフッ化物が入っている物を選びましょう。

また、歯磨き剤の量も、実は年齢によって適量が違います。次ページの図を参考にしてください。

生後6か月～
2歳

500ppmを
1～2mmほど
（切った爪程度）
粒程度）

3～5歳

500ppmを
5mmほど
（米2粒程度）

6～14歳

950ppmを
1cmほど
（グリンピース1
粒程度）

15歳以上

950ppm～
1450ppmを
2cmほど
（グリンピース2
粒程度）

　また、歯磨き剤は最後のすすぎ方がポイントです。

　フッ化物が配合された歯磨き剤を使う場合、水の量は少量で1回だけすすぎます。そうすることでフッ化物がお口の中にとどまりやすく、歯が再石灰化され、強化されます。

　それでもしっかりすすぎたいという方には、**ダブルブラッシング法**をお勧めします。いつもの歯磨きの後、1回目はしっかりとすすぎます。その後2回目には、高濃度のフッ化物が配合されたジェルタイプの歯磨き剤を用います。イメージとして歯を磨くというよりはジェルを塗り込み、隅々まで行きわたらせるイメージです。最後に同様に少量の水で約5秒間、1回だけすすぎます。もしくは余ったジェルだけ吐き出します。

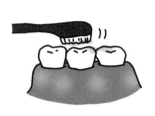

ジェルは磨くというよりも
塗り込むように。

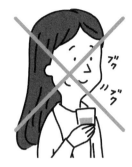

あまりブクブクしない。

　このように歯磨き剤はしっかりと目的をもって使えばかなり有効性は増しますが、電動歯ブラシでは研磨剤入りの歯磨き剤は避けた方がよいでしょう。詳しくは電動歯ブラシの説明書を読んでいただければと思うのですが、どのメーカーも研磨剤入りの歯磨き剤はお薦めしていません。電動歯ブラシをお使いの方はご注意ください。

　どの歯磨き剤を選ぶべきかわからないときは、歯科医に相談しましょう。歯磨きは毎日行うものです。適切な歯磨き剤の使用方法を知ることで、セルフケアの質を高めましょう。

column

定期健診では何を行っているか？

みなさんはどれくらいの間隔で定期健診に通っていますか？

患者さんの中には、歯に痛みが出てから来院される方も少なくありません。ご事情があるため、定期的に来院することが難しい方もいらっしゃると思います。

しかし、歯の治療は早期発見、早期治療が重要です。定期的なメインテナンスを行うことで、結果的に時間も生涯の医療費も抑えることができ、ご自身の歯を長持ちさせることにもつながります。

一般的な定期健診では、以下のようなチェックと、メインテナンスを行います。

- むし歯のチェック（目で見るか、拡大鏡など）
- 詰め物や被せ物が壊れたり欠けたりしていないか
- 噛み合わせがしっかりできているか
- 歯周病の兆候はないか（チェックとクリーニング）
- 差し歯や入れ歯などのチェック
- レントゲン検査や唾液検査（唾液検査は保険外）

定期健診によって、現在の歯や歯ぐきの状態、治療の経過、患者さんが日々きちんとホームケアできているか、そしてご自

身では難しい歯の掃除などをします。それらによって歯そのものだけでなく、全身の病気になるリスクを下げることができます。

　ただし、毎回レントゲンを撮ったりするのは現実的ではありませんし、レントゲンも二次元の撮影ですので完璧にわかるわけではありません。また、歯科医の中には治療をしながらの定期健診のチェックなので、どうしても問題がなければ、流して診てしまうこともあるのは事実です。

　そこで当院では、初めに「**プロフェッショナルメインテナンスプラン**」を患者さんにご案内します。年に一回の総チェックとしてドクターが拡大鏡を使ってお口の中を隅々までチェックします。むし歯や詰め物、歯周病、噛み合わせやお口の粘膜の状態、顎関節の確認などを総合的に診ます。加えて精密な歯周病検査、レントゲンチェック、お口の中を写真撮影し詳細な資料をいただきます。これを蓄積することで変化にいち早く気づくことができます。

　これは「**どんな変化でも早期発見、早期治療したい**」という意思の表れです。過去に定期健診に来ていただいていた方の中で、残念ながらむし歯を見逃してしまい、大きな治療が必要になってしまったことがありました。もちろん毎回細かくチェックはしているつもりですが、毎回の健診でレントゲン撮影やお口の写真を撮影するわけにもいかず、ジレンマを感じていました。そこで当院に来られる方にはそうなってほしくないという思いでこのシステムを作ったのです。

　加えて、当院では歯磨き・食生活の指導なども行っています。歯磨きや日々のケアで気になることがあれば、どうぞお気軽にご相談ください。

　第1章でもお伝えしましたが、3か月に1度の定期健診が一般的と言われますが、それは「基本中の基本」。もっと短い周期で定期健診を行った方が良い方もいらっしゃるので、ご自身の健康状態を考え、まずはかかりつけの歯科医と健診の頻度を決めてください。

！ 100へのポイント

定期健診を受けていれば安心というわけではありません。ご自身のセルフケアを確立すること、しっかりとお口の中に対する知識をつけていただくことが歯の寿命100歳への近道だと確信しています。加えて医科と歯科の連携も必須です。全身疾患を複数お持ちの方はどうしても健診の期間が短くなる傾向にありますが、できるだけ健診に足を運んでください。歯科健診が、からだの寿命100歳にもつながります。

Q. 「歯ぎしりや食いしばりをしているかも」と歯科医に言われたけれど、家族に言われたこともないし自覚がありません。

A. そもそも約半数の方が無自覚です。わからないからといって放置しておくと大変なことになる可能性があります。

　歯ぎしりや食いしばりの場合、ギリギリ音がするタイプと音がしないタイプがあり、その割合は約半分ずつと言われています。そのため歯ぎしり、食いしばりの自覚がないまま過ごしてしまい、「詰め物が何回もとれるな」「なんか治療した歯がすぐ壊れるな」「むし歯じゃないのにしみるな」などの、比較的地味な症状が長く続きやすいです。原因はストレスとも言われていますが、いろいろな要素が複雑に絡み合って起きることもあり、まだはっきりとわかっていません。少なくともこれ以上歯にダメージを与えないためにも、就寝時の歯ぎしりや食いしばりをしている方は寝るときに歯を守る「**ナイトガード**」の装着をお勧めします。

　また最近コロナ禍でみなさんストレスがたまっているのか、日中に食いしばりをされる方も増えてきています。第1章でもお伝えしましたが、人はボーッとしているとき上の歯と下の歯は噛み合っていないのが正常です。何かに集中しているとき、顎にぐっと力が入ってしまい、食いしばっていることがあります。食いしばりに力の強弱は関係ありません。当たっているだけで歯にはストレスなのです。食いしばりはまずご自身で気づくところから始まります。まずは1時間ごとにタイマーを設定して、タイマーが鳴るたびに自分が何かに集中して食いしばっていないかチェックしてみましょう。

　以下のチェック項目に当てはまれば、歯ぎしり、食いしばりをしている可能性があるので一度歯科医院に行くことをお勧めします。

□ 朝起きると顎が疲れている

□ 歯がすり減り、光沢がある

□ 歯が欠けやすい、折れやすい

□ 舌や頬に歯の痕がついている

□ 知覚過敏がずっとある

□ 治療した物がよく壊れる

□ ぼこぼこした骨のでっぱりがある

Q. ホワイトニングって 歯を白くするだけなんでしょ？

A. いいえ、なんと歯を強くする効果も 期待できます。

近年、注目を集めている審美治療としてホワイトニングが挙げられます。いまや**Google Trends で歯科部門検索ワードのダントツ1位がホワイトニング**です。読者の方にも「ホワイトニングで歯を白くしたい」と思われている方が多いのではないでしょうか。

ホワイトニングの効果を紹介します。

1．歯が白くなる

2．歯が強くなる

3．笑顔に自信が持てる

1と3は何となくご存じの方も多いと思いますが、2は意外だったかもしれません。歯が白くなると人前に出てもイキイキとした印象が出るため、お話するのが楽しくなるかと思います。その結果、自然と笑うことが多くなり、笑顔に自信が持てると思います。

　ホワイトニングの効果を最大限引き出すために、まずはクリーニングをさせてもらいます。歯ブラシだけでは落とせないしつこい汚れも丁寧に除去することで、歯に薬剤がしみ込みやすくなり、高い効果が期待できます。

　また、むし歯があったり歯周病のままホワイトニングを行うと状況が悪化したり、思うような効果が得られないことがあります。口内トラブルの原因を治療しておくことが大切です。

　ここまで準備が整ったら、いよいよホワイトニングです。溶剤の中には殺菌薬として使われる成分も含まれているため、実はむし歯や歯周病のリスク対策にも効果的と言われています。

　また、いくつかの研究によりホワイトニング後は歯が硬くなり耐酸性もアップすることがわかっています。歯の表面には、エナメル質を保護している**ペリクル**という薄い膜があります。ホワイトニングを行うとペリクルが一時的にはがれて、歯の内側に薬剤が浸透するのですが、ペリクルが再生するまでの間は、フッ化物やカルシウムをとり込みやすくなるため、再石灰化も促すことができるのです。結果、歯質を強化することができます。

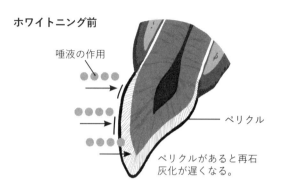

ホワイトニング前

唾液の作用

ペリクル

ペリクルがあると再石
灰化が遅くなる。

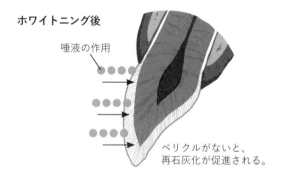

ホワイトニング後

唾液の作用

ペリクルがないと、
再石灰化が促進される。

　歯の色に関しては、歯ブラシで落とせるのは茶渋などに
よるステインだけです。強い力でゴシゴシ磨いても歯本来
の色には戻りますが、歯の色を変えることはできません。
歯ブラシの摩擦が強いと歯ぐきがやせてしまったり、知覚
過敏が起きやすくなってしまったりすることもあります。
歯ブラシは毛先が広がらない程度の強さが適正です。ホワ
イトニングを併用しながら、むし歯になりにくい強い歯を
目指しましょう。

Q. ホームホワイトニングと、オフィスホワイトニングの違いは何ですか？

A. 白くなるスピードや効果などいろいろあります。

　ホワイトニングには、低濃度のホワイトニングを使って自宅でブリーチをする「**ホームホワイトニング**」と、歯科医院で一気に白くする「**オフィスホワイトニング**」の2つがあります。それぞれの特徴をご説明します。

・ホームホワイトニング

　歯科医院に通うことなく、ご自宅で好きなときにホワイトニングをするので気楽にできます。マウスピースの中に薬剤を入れ、1回2時間程度装着します。

　また、費用もオフィスホワイトニングに比べると比較的安価です。自分の好きな時間に装着し、好みの白さになるまで続けることになります。個人差はありますが、効果は少しずつでだいたい1か月ほどかかります。比較的マイルドに白くなり、後戻りもしにくいこと、ご自身のペースでできるのが利点でしょう。

　しかし、ホームホワイトニング後、コーヒーや赤ワインなど色の濃い飲食物は数時間とることを控えなければいけ

ないため、それがストレスになる場合などはオフィスホワイトニングをお勧めします。

・オフィスホワイトニング

　すぐ効果を出したい方は、歯科医院での「オフィスホワイトニング」がお勧めです。通院しなければいけませんが、だいたい1〜3回でご希望の白さにすることができます。費用はおおよそ1回1万5000円〜3万円が相場です。

　特に歯並びが悪く薬剤を付着させて歯に被せるマウスピースがフィットしづらい方であると、ホームホワイトニングでは限界もあり、加えて部分的に白くしたい箇所がある方の場合もオフィスホワイトニングをお勧めします。

　ホームかオフィスか、ホワイトニングを行う際はどちらを選ぶにしても、まずは歯科医院でむし歯や歯周病、歯の亀裂、知覚過敏の有無などを確認する必要があります。これらを放置してホワイトニングをしてしまうと知覚過敏などの症状がきつくなったりします。必ずかかりつけの歯科医に相談してください。

　また、しっかりと効果を持続させたい方はオフィス＋ホームの**デュアルホワイトニング**を行いましょう。オフィスで一気に白くした後、白さをキープするのに最適です。

大人の矯正

Q. 大人になってからの矯正は難しいのでしょうか？

A. 矯正はいつでも始められます。選択肢と審美以外の効果をご紹介します。

　芸能人などの影響もあり、大人になってから歯科矯正を行う方が増えています。子どもは歯が生え替わる時期や筋肉・骨格などの成長過程に合わせて矯正を行いますが、大人の場合はいつでも始めることができます。歯周病や歯並びの悪化により、40代50代で矯正を始める方も珍しくありません。矯正にはいくつか種類があるのでご紹介します。

・ワイヤー矯正

　みなさんご存じのいわゆる「ハリガネ矯正」です。

　歯にボタンのようなものを接着剤でつけて前に通したハリガネで引っ張ります。どうしてもむし歯になりやすいので必ず定期健診を受けてください。見た目がよくないところがデメリットですが、最近は白いハリガネやボタンも登場して目立ちにくくなってきました。

・アンカースクリュー

　歯科用の小さなネジ（アンカースクリュー）を歯ぐきの骨に設置し、そこを固定源に歯を動かす部分的な矯正治療法です。従来の矯正に比べさまざまな弱点を克服し、短時間で効率的な治療が行えます。全体の矯正というよりは「ちょっと気になる部分があるから、ちょこっと治してみたい」という方にお勧めです。

・リンガルブラケット（舌側矯正）

　歯の裏側に装置をとりつける矯正法です。周囲の目を気にせず矯正できる点がメリットです。ただ、どうしても装置が外れてしまいやすかったり、舌に器具が当たって痛いというような症状が出やすいです。また歯の動きにいろいろと制限があり、舌側矯正専門の歯科医以外はなかなか難しいと思います。よりきれいな仕上がりを求める方には外側の矯正をお勧めします。

・マウスピース

　透明なマウスピースをほぼ１日つけて歯を動かしていく矯正方法です。よく「目立ちませんか？」と聞かれますが、全く目立ちません。また、治療の適応範囲も広くなりデメリットもかなり少なくなってきました。

　いまや一般の歯科医院でも矯正ができる時代になりまし

た。ただし、矯正のことをわかっていない歯科医が矯正すると元の状態より悪くなることもあります。また、矯正歯科医によっても得意、不得意があります。「見た目はきれいに並んでいるが、奥歯が全然噛んでいない」「矯正したら歯の根っこが出てきてしみる」など、矯正がらみの訴えはよく耳にします。まずは目的を明確にし、それに合った矯正歯科を選びましょう。

> **！ 100へのポイント**
>
> 方法や専門医を選ぶのが難しければまず、かかりつけ医に聞いてください。歯の寿命100歳を目指すことはもちろん、輝く口元を手に入れるためにも矯正歯科は慎重に選びましょう。

Q. 矯正するとどうしても 歯を抜かないといけないの？

A. 状態によって抜歯をした方がきれいに 治る場合は提案させてもらいます。

　矯正を行う際、最も多く聞かれるのが「抜歯しないといけませんか？」というご質問です。

　健康な歯を抜きたくないと思う気持ちは当然のことです。当院でも最小限の負担で最大限の効果を引き出す方法

を提案してはいますが、抜歯・非抜歯については実際お口の中を見ないと判断できません。ただ、必ずしも抜歯しない矯正がいいとも言い切れません。

　欧米人に比べ、アジア人は口に奥行きがないため、歯が重ねて生えている方も多いのです。この場合歯を抜かずに調整しようとすると、仕上がりが出っ歯になってしまう可能性もあります。

　もちろん抜かない矯正法ができないか検討はしますが、より確実な結果を求める場合は抜歯を推奨します。

> **！100へのポイント**
>
> 歯を抜く行為は元に戻れない行為です。それを十分にわかったうえで歯科医は抜歯した方がいいと提案することがあります。患者さんにメリットが大きいと考えるからです。

Q. 矯正は見た目が気にならなかったらしなくていいの？

A. いいえ、見た目以外にもメリットがたくさんあります。

　矯正＝見た目を良くするためと思われがちですが、他にもメリットはたくさんあります。

①歯並びが改善するとお手入れが簡単になり、むし歯や歯周病のリスクが低くなる

②ちゃんと噛めるようになり、栄養が十分に摂取できる。消化管に負担がかからない

③奥歯の負担が分散し、結果的にお口全体の寿命が延びる

④噛む能率が改善されて顎の負担が軽くなる

⑤からだのバランスが改善されて、運動パフォーマンスや筋力が発揮しやすくなる

　なかなか目に見えない効果ばかりですが、どの項目も歯の寿命100歳を目指すうえで重要です。

　矯正はいつでも始められます。気になったときが、そのタイミングかもしれません。コロナ禍のマスク生活の影響か、いま"オトナの歯列矯正"を始める方が増えています。審美だけでなく、人生100年時代を見据えて噛み合わせを整える歯列矯正はいまから始めても遅くはありません。

Q. 子どもの矯正は必要？

A. お子さんの発達を継続して観察することで必要かどうか判断します。

　子ども時代の矯正で一番重要視しているのは、「**お子さんの発達するうえの個人差への配慮**」と「**治療に適切なタイミングを逃さないこと**」です。そのためにもできれば親御さんも含めて0歳から継続的に歯科医院に通われることをお勧めします。

　早期矯正治療を行うことで重要な口腔機能（呼吸、摂食嚥下、発音）の正常な発達を促します。さらには将来のむし歯や歯周病のリスクを減らすことができ、それがお子さんの財産になります。

！ 100へのポイント

それぞれの年齢に合った早期治療を行うことが重要です。そのためにも小さいうちから継続的に歯科医院に通い、経過を見てもらいましょう。

Q. 子どもの噛み合わせが乱れていると、どうなるの？

A. 脳機能や顔面の発育に影響を及ぼします。

お子さんの成長にとって噛み合わせの乱れはいろいろなリスクをはらんでいます。

噛み合わせが乱れているのは、実はひとつの症状にすぎません。小児期にお口の周りの機能のバランスが悪いと、脳機能や顔面の発育に悪影響が出て、噛み合わせの乱れとなります。

また、脳機能や顔面への影響は学業不良、情緒・行動の問題、多動、注意力の低下、攻撃性、頑固さ、成長障害、口呼吸、睡眠障害などにつながります。

お口の周りの筋肉や舌の発達が正常でなかったり、指吸いや口呼吸など悪い習慣が残っていると噛み合わせが乱れたり、骨格が歪んで姿勢が悪くなったり、病気にかかりやすくなります。適切なタイミングで適切な矯正治療をすることで、お子さんの健全な発育を促すことができます。

Q. 子どもが「お口ポカーン」と なっているけど大丈夫？

A. 口呼吸になるとからだにいろいろな 悪影響があります。

　お子さんをふと見たとき、お口がポカーンと開いていることに気づいたことはありませんか？ 最新の全国調査では約３割の小児にお口がポカーンとなっている症状が認められました。これを**口唇閉鎖不全**と言います。

　このような口を開けてしまう癖が、からだにとって悪影響を及ぼすことがわかっています。

　口呼吸は鼻呼吸に比べると口の中が乾燥しやすいだけでなく、ウイルスや細菌などがからだの中に侵入するリスクを高めます。また、口の中が乾燥してしまうとむし歯や歯肉炎を引き起こしやすいこともわかっています。さらに、口呼吸とアレルギー疾患の関係や、**睡眠時無呼吸症候群**の原因になることも指摘されています。

　他にも、口呼吸は顔の形成にも大きく影響します。口呼吸をしている子どもには特徴があります。唇が前に突き出て、顎が後ろへ下がり、鼻は低く見えます。

　この場合、その後の歯並びに影響する可能性もあり、できれば６歳頃にはこの習慣をやめられるようにしたいところです。改善するための器具やトレーニング、意識による

習慣の改善などいろいろ方法があります。将来の健康のためにも放っておかず、まずはかかりつけ医にご相談ください。

Q. シーラントって何ですか？

A. 特に子どもたちのむし歯治療に有効な処置のひとつです。

　みなさんは、「**シーラント**」という言葉を耳にしたことはあるでしょうか？

　歯磨きでは掃除しきれない奥歯の溝をプラスチックで埋めることで、複雑な溝に食べ物やプラークなどがたまらないようにする予防処置のひとつです。

　むし歯になってから削り、そこをレジンなどの詰め物で埋める処置とは違って、シーラントは掃除しにくいところを詰め物で埋めることでむし歯を未然に防ぐことができます。

　6歳頃のお子さんに行うことが多いのですが、それは生え始めの子どもの歯は柔らかく酸に弱いので、むし歯になるリスクがとても高いからです。なお、奥歯の溝が浅い場合やちゃんと磨けている場合、他にむし歯がない場合などはシーラントの必要はありません。

　シーラントを入れた後も定期的にその経過を診る必要が

あります。詰め物ですから気づかない間にとれてしまったり部分的にはがれてしまったりすることもあります。そのまま放置してしまうと、むし歯になってしまうケースもあります。

また、シーラントをしたからといって安心せずにむし歯になりにくい食生活やフッ化物の使用、定期的な健診など、日々の予防への心がけも忘れないようにしましょう。

column
親子"健口"健診のススメ

お口の健康を守るためにと、お子さんを定期的なメインテナンスに連れてくるときに、私がご提案しているのが「**親子での健診**」です。

どうして親子健診をお勧めするかというと、母親または父親の口の中の細菌を減らすと子どものむし歯菌の数も減ったということがわかっているからです。

むし歯は生活習慣病です。ほとんどのご家庭では親子で食習慣が同じでしょう。いくらお子さんにメインテナンスをしても、ご家庭での予防の意識や食後の習慣が不十分だとせっかくの努力も無駄になってしまいます。

一度、親子で唾液の検査をしてみるのも良いでしょう。

そのとき、もしすでにお子さんの口の中にむし歯菌がたくさんあっても落ち込まないでください。これからしっかりと予防

処置と定期的にケアすることで永久歯ではむし歯をゼロにすることも十分可能です。ですから、親子で一緒に健診して、予防を暮らしの中に組み込みましょう。親子で"健口"な状態を維持できたら、素晴らしいと思いませんか？

　特に、むし歯の発生は、いくつかの条件が揃って初めて起こりますが（68 ページのニューブランの輪）、特に食習慣はなかなか改善するのが難しい面があります。定期的なメインテナンスに加えて、ご家庭での"健口"意識を定着させることで、子どもの頃からいい習慣が身につくのです。

　小児の予防歯科では、まず母子感染を防ぐことが大切です。生後 19 〜 31 か月の間が特に感染が起きやすい時期で、これを「**感染の窓**」と呼びます。

　この時期に口移しなど、むし歯菌が感染してしまわないよう注意すると同時に、日頃から親御さんの口内環境を整えておくことも大切です。

　感染予防がうまくできず、子どもが大きくなってしまっても諦めないでください。定期的にフッ化物の塗布を行い、むし歯菌を増やさないよう日頃のケアや食習慣の見直しをすることで、むし歯リスクを減らすことができます。これらを続けていけば、将来永久歯のむし歯ゼロを目指すことも夢ではありません。

Q. 子どもがケガをして、歯が欠けました。すぐに永久歯が生えるから待っていてよい？

A. 乳歯が抜けると永久歯に影響するので、すぐに歯科医院に！

　子どもにケガは付き物。とはいえ、歯のケガは放置していると後で大変なことになる恐れもあります。

　歯のケガの一番の原因は**転倒**です。乳歯と永久歯ともに一番多いのが、上顎の前歯のケガです。特に出っ歯の子ほどケガをしやすいです。

　ケガをして歯が欠けてしまったり、血が出ていたりする場合は来院されると思いますが、注意していただきたいのは出血や痛みがないケースです。表面的には問題がないように思えても、実は歯の根っこの部分や歯周組織がダメージを受けていることがあります。また、そのときは痛くなくてもしばらく経ってから痛みが出てきたり、歯髄が死んでしまう可能性があります。

　さらに歯が骨にめり込んだり骨から抜けかけている状態（脱臼）はパッと見ただけではわかりません。永久歯に影響を与える恐れがあるので至急歯科医院で歯の位置を元に戻してもらいましょう。

　不幸にして歯が抜けた場合も、速やかに歯科医院に受診

していただきたいです。

「乳歯が抜けても、後から永久歯が生えてくるからこのままでも問題ないだろう」と、そのままにしてはいけません。なぜなら、乳歯が抜けてしまったケガが一番永久歯への影響があるからです。

　もし抜けたのが永久歯だった場合は、植え直せることもあります。これは時間との勝負で、治療の成功率は3時間以内が高いです。抜けてしまったら永久歯が乾燥しないようラップなどで包み、すぐに受診してください。もしくは、牛乳や「歯牙保存液」「生理食塩水」などに漬けておくのもお勧めです。歯に汚れがついているからといって、水洗いなどはしないでください。水道水には塩素が含まれているからです。

　折れたり、欠けたりした場合も牛乳などに入れて乾燥を防ぎ、すぐ来院していただくといいでしょう。時間が経つと痛みが強まることも多く、歯髄を守るためにも早い受診をお勧めします。

！　100へのポイント

子どものケガはいつも突然起きます。慌てると思いますので、事前に正しい知識を歯科医から教えてもらっておきましょう。初期対応でその歯の運命が決まると言っても過言ではありません。

Q. しっかり歯磨きしているのに、口が臭うのはなぜ？

A. 口臭にもいろいろなタイプがあります。5つのケースを知りましょう。

　口臭の原因の約9割は口の中に原因があります。さまざまな調査によって、だいたい3人に1人の割合で口臭があることがわかっています。厄介なことに、口臭は自分ではわかりにくいことが多いです。

　口臭の原因のほとんどがお口の中の由来なわけですから、歯科治療とセルフケアで口臭をなくす努力をしましょう。口臭には大きくわけて、次の5種類があります。

①生理的口臭

　健康な方でもある口臭で誰にでもあるものです。

　たとえば、朝起きたときや空腹時、緊張時などに起こります。唾液の分泌が減少したために起こるので、歯磨きや食事、水分補給などで気にならなくなる、一時的で軽いものです。

　出たりなくなったり、時々人を不快にさせる程度です。

　女性の場合、生理や妊娠などホルモンバランスの変化に

よって引き起こされることもあります。

93ページでお伝えした理想的な歯磨きなどを行っていれば大丈夫です。

②食べ物や飲み物、お酒やタバコによる口臭

ニンニクやお酒などによって引き起こされる口臭です。特に一時的なものです。飲食物による口臭は消化される過程でどうしても出てきてしまいます。気になるならブレスケアなどで対応できます。

③病的口臭

①や②とは違い、不快感の強い口臭を放ちます。

肝臓や腎臓の病気や鼻や喉・呼吸器系の病気、消化器系の病気が原因で起こることもありますが、病的口臭の90％以上は口の中の病気が原因です。むし歯や歯石、入れ歯の掃除不足などによる場合もありますが、多くは歯周病が原因です。次ページのコラムで詳述します。

④ストレスによる口臭

よく芸人さんが舞台前に口が渇き、口臭が強くなると言います。そのメカニズムは「緊張する→唾液分泌する副交感神経が活動しにくくなる→唾液が出にくくなる（緊張すると口がカラカラになるのはそのため）→口臭がきつくなる」というものです。ストレスと口臭は関係します。

⑤心理的口臭

　本当は口臭がないにもかかわらず、自分の口を臭いと思い込む口臭のことで、「自臭症」とも呼ばれます。

　はっきりさせたい方は、第1章でもお伝えした「口臭専門外来」を受けて、一度ご自身の口臭を「数値」として知ってみることです。案外気にすることはないということもあるので心配な方ほど試してください。

column

気をつけてもらいたい歯周病原因の口臭

　病的口臭の原因は、主に歯周病菌が口の中のタンパク質を分解して出すガスです。

　硫化水素（卵の腐ったような臭い）、メチルメルカプタン（魚や玉ねぎが腐ったような臭い）、ジメチルサルファイド（生ごみのような臭い）に代表される硫黄化合物です。

　温泉の臭いにも含まれますが、口臭の方が断然きついです。生ごみのような臭いを自分の口が発していたらと思うとぞっとしますよね。ちなみに硫化水素は濃度が高ければ命に関わるほどの有毒ガスです。

　さらに歯周病が進むと、歯垢や舌に白くつく「舌苔」からも臭いを発し、ますます口の臭いは強くなります。そうなると、ガムやブレスケアなどでは効果はありません。

　健康なお口であれば、歯磨きをすれば細菌の数も減り、ガス

も気になるほど作られません。歯周病が悪化してしまうと歯周ポケットの中に細菌の巣ができ、歯磨きでは掃除しきれなくなります。

　舌につく汚れをきれいに落としても歯周ポケットの中に細菌がたくさん潜んでいますから、すぐにまた舌の上で増え、また臭いの原因であるガスを発生させます。原因である歯周病を治さない限り、口臭の根本的改善にはならないのです。

　歯科医院での歯石除去、クリーニングや歯周病の治療以外に、セルフケアも行い口臭予防しましょう。病的口臭は唾液の分泌量や疲れ、ストレスとも深く関わっています。唾液腺への刺激をして口臭のリスクを下げましょう。

Q. 外科手術の前に歯の治療が必要と聞きました。

A. 合併症の恐れがあるため、むし歯や歯周病などの治療をしましょう。

　口の中にはたくさんの細菌が潜んでいます。最近では医科でのがんの手術前に口腔管理をするよう国が推進しています。一見、口と関係ない場所の外科手術だとしても、唾液に含まれる細菌を飲み込んでしまい、それにより合併症を引き起こしてしまうのです。

　また、全身麻酔の場合、気管内チューブという口や鼻から気管内に直接挿入する器具を使います。その際、口の中の細菌が気管に入ってしまうと肺炎になる可能性があります。ご年配の方が食べ物や唾液などが気管に入ってしまい、肺炎になる「誤嚥性肺炎」というのを耳にしたことがあると思います。実はこの病気は口の中の細菌と大きく関わっています。細菌が唾液や食べ物と肺に入ることが原因ですが、手術の後抵抗力が下がっている状態は若い方でも誤嚥性肺炎のリスクが高まります。

　他にも不安定な歯が手術中に欠けたり折れてしまったりすることもあります。

　上記の理由から、口とは関係のなさそうな医科の外科手術であっても、事前に来院していただきお口のチェックをお勧めしています。

　その際、クリーニングを行い、感染症や誤嚥性肺炎を防ぐために口腔内の細菌の数をコントロールします。このときにむし歯が見つかった場合、治療または応急処置を行います。ぐらつく歯がある場合は歯の固定をするなどの治療も行います。気管内チューブを使用する予定がある方は、歯を保護するためのマウスピースを作ることもあります。

　手術や入院の前にじっくりと歯の治療をするのは難しいかもしれません。ですが、口腔内の環境によって合併症を引き起こしてしまうと病気も長引くことになります。また、手術後の久々の食事のときに筋肉の衰えによって、うまく食べることができず気管に入ってしまったという場合もあります。

> **！ 100へのポイント**
>
> 口腔内の細菌で感染症を引き起こす可能性もあるので、外科手術の前にはできるだけ歯科医院で口内環境をチェックしてください。医科と歯科が連携をとり合い、一緒に治療にあたっていきたいと思います。

Q. 服用薬があるのですが、歯の治療のとき、申告した方がいいでしょうか？

A. 服用している薬が歯科治療に影響することがあります。お薬手帳がある方は必ず見せてください。

　歯科医院では初めての治療の前に常用薬があるか問診票で確認します。

　持病と歯の治療は一見関係ないように思われるかもしれませんが、薬の種類によっては歯の治療に大きく関わるのです。

　心筋梗塞の予防をしている方や心筋症・脳梗塞を起こしたことがある方などは、**抗血栓薬**という血液を固まりにくくする薬を服用していることがあります。血液をサラサラにする作用があるため、出血した際は血が止まりにくくなってしまいます。歯科治療において抜歯やインプラントなどの外科的処置を行う際は、出血することも少なくありません。服用をやめずに治療することもできるので、どうかご相談ください。

　骨粗しょう症の方などに処方される**骨吸収抑制薬**を服用されている場合も、抜歯やインプラントの治療に影響します。歯周外科手術による刺激で顎の骨が壊死してしまう

ケースがあるのです。骨の血流が悪くなるため、骨にできた傷も治りにくくなってしまいます。現在飲んでいなかったとしても、長期間服用していた方は必ず申告してください。

　また、**抗てんかん薬**や**カルシウム拮抗薬**を長期にわたり服用していると、副作用で歯ぐきが肥大してしまうこともあります。なかには、歯を覆うほど腫れ上がってしまう方もいらっしゃいます。歯石が多いと重症化しやすいので、定期的なメインテナンスと毎日の歯磨きを徹底することが大切です。

　場合によっては休薬してもらう必要もあり、そういったときは主治医の方と連携をとってから治療を進めます。神経治療などで麻酔を使ったり、薬を処方することもあるので、持病の有無や普段どんな薬を服用しているかは歯科医にもお伝えください。

　また体調の変化により、治療の途中から服用し始めたり、治療の途中で薬が変わることもあるでしょう。安全かつスムーズな施術を行うためにもその都度申告するようにしてください。

　その他、一見歯科と関係なさそうなお薬でもご自身で判断してはいけません。スムーズな治療を行うためにも必ずお薬手帳を見せてください。

歯と全身の関係

　本章の最後は、医科歯科連携で重要となる疾患について触れます。これは特に私が伝えたい内容です。"健口" = "健康"。これからの歯科医は全身も診る時代です。

　読者のみなさんも気になる疾患がある際は、ぜひかかりつけの歯科医と専門医に相談し、双方からのアプローチで治療にとり組んでください。片方からの治療以上に効果が出るケースがあるはずです。

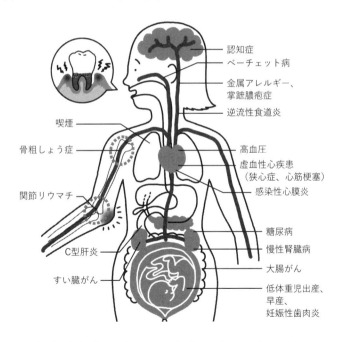

認知症
ベーチェット病
金属アレルギー、
掌蹠膿疱症
逆流性食道炎

喫煙
骨粗しょう症

関節リウマチ

C型肝炎
すい臓がん

高血圧
虚血性心疾患
（狭心症、心筋梗塞）
感染性心膜炎

糖尿病
慢性腎臓病
大腸がん
低体重児出産、
早産、
妊娠性歯肉炎

歯周病菌などのお口の環境が、全身に悪影響を及ぼす。

金属アレルギー、掌蹠膿疱症

【連携】歯科⇔皮膚科

　口内炎が治りにくい、時計やネックレスをつけたときにかゆみを感じる、ピアスの穴の周りの皮膚が赤くなることなどはないですか？　また、手のひらに水膨れができたり、口の中の金属の詰め物や被せ物の周りの歯ぐきが白くなったりしていませんか？

　これらの症状がある場合、アレルギーの可能性があります。

　アレルギーは、よくコップに水を注いでいくことにたとえられます。からだの許容範囲を超えたときにアレルギー症状が出ると言われています。去年までは花粉症の症状がなかった方が今年症状が出たというのは、"アレルギーのコップ"が満杯になってしまったというわけです。

　アレルギーによる皮膚症状は歯科治療で治ることがあります。

　本来、金属はからだにとってなじみにくいものです。口の中の金属をセラミックなどに変えると不調が改善するケースがあります。口の中にさまざまな種類の金属が入っている状態で、上下の歯が噛み合うと金属と金属の間で電流が流れます。それにより金属が溶け出し、アレルギー源になると言われています。

　ただし、原因となる金属を外しても症状が改善しないこ

ともあります。**根の治療をした歯の中の細菌がアレルギーを引き起こすケースもある**からです。この場合、根の再治療をしっかり行うことでアレルギー症状が軽減します。ですので、むやみやたら金属を除去しても結果的に治らなかった、という「行き当たりばったり治療」を避けるためにも、しっかりと歯科医院で診査・診断してもらいましょう。

> **！ 100へのポイント**
>
> 歯科と皮膚科が連携して治療ができると理想的です。皮膚症状をしっかりと歯科医院で伝えることで結果的に診断が早くなることがあります。

糖尿病

【連携】歯科⇔内分泌内科

　糖尿病と歯周病はお互いに悪影響を与え合っています。

　両方の病気をお持ちの場合、歯周病の治りが悪かったり、糖尿病の血糖値がコントロールしにくかったりと、片方だけ治療してもうまく治らないことがあります。

　また糖尿病は「**易感染性**（いかんせんせい）」といって、細菌やウイルスなどによる感染症にかかりやすく、傷が治りにくい状態でもあります。これは当然、歯周病にとってもよくないですし、治りが悪くなります。

　もちろん、歯科での手術（親知らずの抜歯やインプラント手術）にも影響します。さらにいま流行の新型コロナウイルスにもかかりやすくなってしまいます。コロナ対策をしっかりしたうえで、なおかつ定期的に歯周病対策を行っている方が糖尿病の悪化を防止でき、結果的にコロナへの抵抗性を上げることができます。外に出るのは怖いかもしれませんが、しっかりと感染症対策をした歯科医院も増えています。

　また、糖尿病は重症化すると網膜（目）や足、肝臓にも悪影響を及ぼします。実はこれらの症状は歯周病が引き金になると言われているのです。なるべく悪化する前にとめたいものです。歯周病ケアであればとり組みやすいかと思います。

！ 100へのポイント

歯周病、糖尿病双方向から治すのが得策です。免疫力を回復するためにもしっかりと定期健診して炎症のコントロールをしましょう。

高血圧

【連携】歯科⇔循環器内科

　高血圧の方は意外と多いと思います。多くの方は内科で

お薬を処方してもらい、血圧がコントロールされている状態だと思います。しかし、なかにはお薬を飲んでいても血圧がうまくコントロールできない方もおられます（コントロール不良）。コントロール不良な高血圧の方は、歯科治療時に注意が必要になります。

コントロール不良だと、麻酔のときの緊張や過去のトラウマなどが思わぬ血圧上昇を招くことがあります。あまりにも血圧が高くなると歯科治療が継続困難になってしまう場合もあります。特に抜歯やインプラント治療はリスクをともないます。歯がボロボロで痛くて抜歯したいのに高血圧のせいで抜歯できない、なんてことになるかもしれません。

また、狭心症や心筋梗塞と合併している高血圧症の場合、通常の歯科治療にも注意が必要な場合があります。

さらに、降圧薬のひとつであるカルシウム拮抗薬は、歯肉を増殖させることがあります。この副作用は歯周病のコントロールが困難になり、歯周病が悪化しやすくなります。歯周病をしっかりと治療する際はお薬の変更を内科の先生にお願いするかもしれません。

血圧に不安がある方は、遠慮なく申し出てください。血圧を測りながら治療ができるかどうか、リアルタイムで見ていきます。

喫煙

【連携】歯科⇔禁煙外来

　タバコを吸っているとニコチンの作用で唾液の分泌が悪くなり、唾液がねばねばしやすくなります。

　喫煙が与える影響は、挙げればキリがありません。口臭や歯ぐきの黒ずみ、ヤニの付着、肌は老化しやすく、老け顔に……。タバコでやせると言う方もいますが、それは病的なものです。骨はスカスカになり、内臓はボロボロに。他にも骨粗しょう症との関連もわかっています。また末梢血管が収縮するために手足の先まで血液が回らなくなり、冷え性になります。

　最近はアイコスなどの加熱式タバコがメジャーになってきました。よく聞かれるのが「電子タバコと加熱式タバコってどう違うの？」「加熱式タバコは紙タバコよりましなの？」といった質問です。加熱式タバコは2020年にはタバコ市場の30%のシェアを占めており、新製品も続々と増えています。アイコス、グロー、ブルーム・テックが有名どころです。日本の新型タバコのうちほとんどが加熱式タバコなので、加熱式タバコと紙タバコの違いについて説明します。加熱式タバコは直接タバコ葉を加熱して発生させたニコチン含有エアロゾルを吸引する仕組みです。タバコ葉を燃やして発生させた煙を吸引する紙タバコと違い、燃やしたときに出る一酸化炭素は少ないです。ただし、

発がん性物質は紙タバコと同様に含まれるので、発がんの危険性はあります。また、ニコチンが含まれるためニコチン依存症は継続されます。紙タバコの代用として健康への害が少なくなるわけではないということです。

喫煙は、歯科への影響も大きいです。まずは、歯ぐきの血液量が減少するので、歯ぐきへ十分な酸素が行き渡らなくなり、免疫力が低下し、口の中の細菌が繁殖しやすくなります。結果、歯周病が進行しやすくなります。歯ぐきが黒ずんでいるのは末梢血管が破壊されて貧血状態になっているからです。ただし、末梢血管が破壊されるので見た目には出血や腫れなどのわかりやすい症状が出にくくなります。「出血してないから大丈夫でしょ」「痛くないから歯周病になっていない」というのは誤りです。また、唾液が出にくくなるためむし歯が進行しやすくなります。さらに傷口が治りにくいため、インプラントや外科手術にもリスクがあります。

認知症

【連携】歯科⇔かかりつけ医・物忘れ外来

歯科と認知症にはストーリーがあります。歯を失うと噛み合わせが悪くなりやすくなります。噛み合わせが悪い方ほど、転倒や寝たきりのリスクが高いこともわかっていま

す。

　高齢者の転倒は非常に危険で、そのまま寝たきりになってしまう例も少なくありません。

　一度転ぶとまた転んでしまうのではないかという不安によって動くことが減ってしまい、運動不足につながり、心身ともに衰弱し寝たきりになってしまうこともあります。そして、人と会話する機会が減り、認知機能が低下してしまうことがよくあります。

　認知症が進行すると、咀嚼に影響を与えることもわかっています。また、誤嚥も起こりやすく日本人の死因第3位である肺炎＋誤嚥性肺炎にもつながりやすいです。

　実は最近、歯周病菌の毒素が体内に侵入し、脳に蓄積されることで記憶障害を起こすことがわかりました。歯周病の治療や予防によって、認知症の発症や進行を遅らせることができる可能性があります。

　他にも難聴から認知機能の低下が起こり、認知症を発症するケースも増えています。実は難聴と舌の筋肉は関連しています。舌の筋肉を鍛えるという意味で日頃から、「あいうべ体操（46ページ）」を始めてみましょう。

！ 100へのポイント

まずはかかりつけ医に相談しましょう。最近では、物忘れ外来と掲げている病院もあり、そこへ行くのもいいでしょう。よく噛むことは認知症の防止にも効果が期待できます。お

口の健康を保ち、よく噛める状態を長く保てるようにしましょう。

逆流性食道炎と大腸がん

【連携】歯科⇔消化器内科

　逆流性食道炎の方は歯が溶けていく「酸蝕歯（79ページ）」になっている場合があり、本人が気づいていないことがよくあります。放置すると歯が弱くなる、しみるなどの症状が出てきます。むし歯ができやすく歯が溶け出すリスクも高いので、逆流性食道炎の方はかかりつけの歯科医にその旨を伝えましょう。場合によっては早めに手を打たないと歯の溶けるスピードが早くなってしまうかもしれません。

　また、少し話が変わって、大腸がんと歯科の関連についてです。最近の研究で、大腸がん患者のがん組織と唾液に共通した菌が存在していることが発見されました。Fusobacterium nucleatum（フソバクテリウム・ヌクレアタム：F.n.）と呼ばれ、お口の中にいるごくありふれた歯周病菌の一種です。大腸がん患者の4割以上にこの細菌が存在していることが発見されたのです。一見関係なさそうな病気でも医科と歯科で密接に関係していることがわかりました。

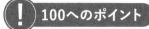

100へのポイント

医学は日々進歩していっています。お口は消化管への入り口です。その入り口をきれいに保ち、歯周病菌が全身へ広がるのを防ぎましょう。

虚血性心疾患（狭心症、心筋梗塞）

【連携】歯科⇔循環器内科

虚血性心疾患は日本人の死因第2位であり、**動脈硬化**が原因と言われています。

歯周病菌による慢性炎症で生まれた副産物は血管を硬化させて動脈硬化を起こしたり、血栓を作って心筋梗塞を引き起こしたりします。さらに、歯周病菌自体が血栓のもとになったりと、歯周病という慢性炎症は虚血性心疾患（狭心症や心筋梗塞）のリスクであると考えられます。

100へのポイント

まずは心臓病になるリスクを減らすために、生活習慣を見直しましょう。そして、歯科医院で定期的な歯周病のチェックを受けましょう。特に動脈硬化の方ほど定期的に歯周病ケアを行い、症状悪化を未然に防ぎたいところです。

感染性心内膜炎

【連携】歯科⇔循環器内科

　歯科治療の一部、及びその他の特殊な検査、治療に際しては、しばしば血液中に歯周病菌が入りますが、通常はすぐに消えてしまいます。しかし心臓病のある方の場合、歯周病菌が消えず、**心臓内側の壁である心内膜、心臓内の弁、人工弁など**に細菌のかたまり（プラーク）ができてしまうことがあります。歯周病菌やむし歯が原因となることが多く、お口を清潔に保つことは非常に重要です。

100へのポイント

心臓病のある方は予め歯科医を受診して定期的にむし歯や歯周病のチェックをしてもらいましょう。また、主に出血する処置を行う場合は治療前に抗生剤を投与してもらいましょう。

慢性腎臓病

【連携】歯科⇔泌尿器科・腎臓内科

　歯周病と慢性腎臓病はお互いに悪影響を与え合っています。

　慢性腎臓病の方は血中に老廃物がたまりやすいので免疫

力が低下し、歯周病が進行しやすくなります。また、腎臓は骨を作る機能もあるため、慢性腎臓病の方はその機能が低下し、歯周病による骨の吸収を早めます。

　歯周病による炎症物質は血管に悪影響を与え、腎臓にも負担がかかります。カリフォルニア大学の研究によると歯周病によって慢性腎疾患のリスクが通常の4倍に増加すると報告されました。

　また難病のひとつである**IgA腎症**は、扁桃炎や歯周病菌が影響しています。しかも早期に発見できなければ、予後不良で治療方法は進行を遅らせるしかないという非常に恐ろしい病気です。腎臓内科や泌尿器科、歯科が連携して予防にあたる必要があります。

> **！ 100へのポイント**
>
> **一度減った骨の量は回復しづらいです。歯周病をしっかりとコントロールし、慢性腎臓病との双方向の悪影響を断ち切りましょう。医科歯科連携をしっかり行っている歯科医院を見つけましょう。**

低体重児出産、早産、妊娠性歯肉炎

【連携】歯科⇔産婦人科

　妊娠するとホルモンバランスが変わり、精神的にも肉体的にも不安定な時期となります。妊娠期のお口の変化を一緒に見ていきましょう。

　まずはホルモンバランスの変化により唾液の量が少なくなり、むし歯や歯周病になりやすくなります。さらに女性ホルモンであるエストロゲンやプロゲステロンなどが増えます。歯周病菌は女性ホルモンを栄養素としており、妊娠性歯肉炎などが起こりやすくなります。ただでさえつわりなどでうまく歯が磨けないのにホルモンのせいで歯周病になってしまうのはつらいものだと推測します。そういうときは遠慮せずに歯科医院にケアを任せましょう。

　また、怖いことに歯周病が進行している妊婦さんは健康な妊婦さんに比べ、早産や低体重児出産のリスクが5〜7倍に増加します。歯周病の炎症で出てくるプロスタグランジンが子宮の収縮などに関わる生理活性物質で子宮に影響を与えるからです。

！ 100へのポイント

妊婦さんには歯周病ケアとして2か月に1回のこまめな来院をお勧めしています。なかなかご自身でのケアが難しい時期だと思います。

骨粗しょう症

【連携】歯科⇔整形外科

　骨粗しょう症の方は、骨が脆くなっているため歯周病が進行しやすいと言われています。

　閉経後の女性で骨粗しょう症になっている方は歯を支える歯槽骨の吸収が進んでいる割合が高く、たとえ歯周炎がなくても女性ホルモンのひとつであるエストロゲンの減少により、歯周病にかかりやすく広がりやすい状態にあります。歯周病を治療すると、閉経後の骨密度の低下を抑制できるとした研究もあります。

　骨粗しょう症でもらう薬の中には抜歯ができなくなるお薬もありますが、すべての骨粗しょう症薬がそうなるわけではありません。また、最近では骨粗しょう症薬を飲んでいる方でも、抜歯後に適切な処理を行えば休薬する必要はないと言われています。

　もちろん、抜歯などの処置の前には歯科医にもお薬手帳をしっかり見せましょう。

> **！　100へのポイント**
>
> **特に女性は骨密度が低下しやすいので、歯周病をしっかり治療しましょう。**

すい臓がん

【連携】歯科⇔消化器内科

　すい臓がんは、診断されてから5年以内に死亡する確率が93%という恐ろしい病気です。

　実は、2017年の論文報告で、歯周病菌がすい炎を引き起こす原因菌のひとつであると明らかになりました。

　歯周病が進行し出血しやすい環境が続くと、口腔内細菌の移動はすい臓だけでなく他の部位にも波及する可能性があります。

　もちろん免疫がある限り、血中で菌がむやみに増えることはありませんが、常に体内で炎症が起きているということは常にからだが傷を負っている状態なので悪影響があるのは言うまでもありません。

> **！ 100へのポイント**
>
> すい臓がんは発見が難しいがんであり、予防が重要とされています。原因となりそうな要因はひとつでもとり除くに越したことはありません。まずは歯周病治療からです。

関節リウマチ

【連携】歯科⇔整形外科

　関節リウマチに長年悩んでいる方に歯の根の治療を行ったところ、2週間後にステロイド剤の必要がなくなり、血液検査も正常値になったということがありました。

　他にも歯科の治療を行った前後で、関節痛がなくなったという報告もあります。もちろんすぐに症状が消えるわけではないので、半年ほど経過を追う必要はありますが、一見関係のなさそうな病気でもつながっている場合があります。

> **！　100へのポイント**
>
> 「歯科にリウマチは関係ない」と自ら判断せず、しっかりとご自身の病気を申告しましょう。

ベーチェット病

【連携】歯科⇔内科、眼科

　ベーチェット病は**慢性再発性炎症性疾患**です。

　口腔内や外陰部に潰瘍ができ、皮膚症状や眼のブドウ膜炎、関節炎や血管炎などの症状が特徴の指定難病です。原因はわかっていませんが、遺伝要因に感染症などが加わる

と発症すると言われています。

　ベーチェット病の患者さんが歯を抜いた後、1日から2日後にブドウ膜炎が発症、または視力が低下するというのは珍しくありません。歯周病菌の口腔連鎖球菌が血中に入ることで発症します。歯周病が重度であるほど、症状が悪化すると考えられています。口腔衛生状態のレベルによって失明するかどうかが決まると言っても過言ではありません。

！ 100へのポイント

> しっかりと歯科と内科や眼科の先生が連携をとることが望ましいです。口腔衛生状態を清潔に保ち、事前準備をすれば比較的安全に抜歯できます。そのためにはご自身の病気のことはしっかりとかかりつけ医と歯科医に伝えてください。

C型肝炎

【連携】歯科⇔内科

　最近ではC型肝炎ウイルスは内服薬で治療できるようになってきましたが、まだまだみなさんご存じないのが実情です。

　C型肝炎ウイルスはほとんどが血液感染です。ですから、感染者の血液が自分の傷口に入らなければ十分予防できま

す。症状は慢性肝炎から肝硬変、肝細胞がんや肝不全へと陥ってしまい一方通行です。肝硬変まで進んでしまうと改善する薬はいまのところありません。病気になってもわかりにくいうえに、一度かかってしまうと肝機能が一気に低下する恐ろしい病気です。

　C型肝炎は**口腔扁平苔癬**という口の中の病気との関連が報告されています。口腔扁平苔癬は、がんの前の状態（前がん病変）で、いままで原因不明とされてきました。主に金属アレルギー、ストレス、内分泌異常、免疫異常、薬剤が原因と言われてきました。C型肝炎ウイルス感染のある口腔扁平苔癬の患者さんは、全身精査のため肝臓専門医との連携が必要で、場合によっては皮膚科医との連携も求められます。

　いかがでしたでしょうか？　予想以上に多くの病気が歯科と関わっていて、驚かれたかもしれません。これは、口はからだの一部であり、消化管の入り口であることを考えればある意味当然かと思います。

　これからの時代、医科歯科連携はますます必要になってくるでしょう。ただ、まだまだお互い連携をとる体制が整っていないのも事実です。今後は医科と歯科が手をとり合って治療に臨むのが当たり前の時代になることを期待しています。

Q. 定期健診をさぼったり、治療途中で行かなくなったりしたのですが、いまさら元の歯医者さんに気まずくて行きづらいです。怒られないでしょうか？

A. 怒るどころかお待ちしている歯科医院が大半でしょう。当院でもスタッフ一同、首を長くしてお待ちしております！

　定期健診や治療を中断してしまうのには、みなさんわけがあると思います。仕事が忙しい、コロナの影響、からだの具合、親族の都合、転居など……。

　当院もみなさんが歯のことを第一に考えて生きているわけではないことは重々承知しております。ですので中断されても悲しみこそすれ、怒ったりはしません。

　治療途中の歯は特に一時的な仮ブタや仮歯が入っていることが多いです。これらは短期の使用のみで長期間置いておくとむし歯や歯周病が悪化し、最悪の場合歯を抜かないといけなくなります。**歯の治療に来ていたのに、かえって歯の寿命を縮めてしまう**のは、我々としても本意ではありません。ですので、できるだけ早く再来院されることをお勧めします。

　もし一度中断してしまって同じクリニックには行きづらいというなら、どこの歯科医院でもいいのでなるべく早く行くことをお勧めします。

　定期健診も同様です。定期健診に来ていただく間隔には理由があります。なので間隔があいてしまうと歯周病やむし歯、噛み合わせのリスクなど目に見えない程度の負債が積み重なってしまいます。

　定期健診という名の通り、定期的に受けましょう。その習慣ができるだけでも、100歳までの"健口"生活に近づくことができます。

第 3 章

Q&Aで知る。
治療した歯を
できるだけ
長持ちさせる方法

　本章のテーマは「治療」です。一度治療した歯を
いかに長持ちさせるかについて、詳しく解説しま
す。
　詰め物や神経治療など、みなさんが気になる点を
Q&Aでお答えしていきます。

詰め物

Q. 歯の型をとるのにも 種類があると聞きましたが、 どう違うのですか？

A. 型どりの素材の特徴を知って、 ご希望に沿った物を選んでください。

　みなさんは、「補綴」という言葉を聞いたことがあるでしょうか？

　補綴を簡単に説明するとなくなった歯の部分の機能や、形を回復する物です。みなさんおなじみの被せ物や詰め物、差し歯や入れ歯、インプラントなどがそうです。

　補綴治療を行っていくうえで模型を作るために型どりをします。その型どりに使われる素材には、いくつか種類があります。

　代表的なのが「**寒天＋アルジネート**」の組み合わせです。保険治療では「寒天・アルジネート」を指定されているので、みなさんなじみがあるかもしれません。

　この素材のメリットは、安価なことです。反対にデメリットは時間が経つとすぐ変形してしまい、長持ちしないところです。また、精度もあまりよくありません。

　もうひとつは「**シリコン**」です。精度の高いゴムのようなもので、生体材料にも使用されます。自費治療では材料の制限がなくなるのでこちらのシリコンが使えます。高精度で、時間が経っても型が劣化しにくいため、とにかくいいものを作ってほしいというときは大活躍します。固まる時間が少し長いのがデメリットです。

　そして現在、世界中で注目され、日本でも徐々に普及してきているのがデジタル技術で型どりをする「**デジタルデンティストリー**」です。簡単に言うと口の中の型を写真でとるイメージです。

　従来のような、お口の中に材料を流し込んで固まるのを待って歯の型をとるのではなく、スキャナーを使って患者さんの口の中をスキャンして3Dデータ化し、それをもとに詰め物を作ります。この分野は今後、ますます盛んになっていくことが期待されますが、歯の状態によってはシリコンを選んだ方がいい場合もあります。

Q. 歯の詰め物にたくさん種類があり、迷っています。それぞれのメリット・デメリットが知りたいです。

A. 昔に比べて、選択肢が増えました。銀歯やセラミックなどそれぞれの特徴をお教えします。

　むし歯によって歯を削ったり、ケガなどによって歯が欠けてしまったりした場合、何らかの材料で補綴（ほてつ）しなければいけません。一般的な材料を材質別にご紹介しましょう。

　それぞれのメリット・デメリットもご紹介しますので、参考にしてください。

	メリット	デメリット
コンポジット レジン （プラスチック）	・型をとる必要がなく1回で治療が終わる ・歯を削る量が少ない ・目立ちにくい ・歯よりも柔らかいので、周りの歯にも優しい ・歯と接着する	・着色や変色しやすい ・削れたり、崩れたりすることがある ・強度が弱く、大きな詰め物には使いにくい ・水分に弱い
金銀 パラジウム 合金 （銀歯）	・保険治療で済むため安価 ・耐久性があり強度もある	・見た目が悪い ・硬い素材のため、周りの歯を傷めやすい ・金属アレルギーになるリスクがある ・歯や歯ぐきが変色する場合がある ・汚れやすく歯周病になりやすい ・歯とは接着剤で無理やりとめる
金合金 （白金加金）	・歯に近い硬さ、かつ精度が高い ・耐久性があり、強度もある ・いろいろな部分に利用できる ・金属アレルギーのリスクが低い	・自費治療のため高価 ・金色で見た目が悪い ・歯とは接着剤で無理やりとめる
セラミック	・とてもきれい ・汚れがつきにくい ・歯に近い硬さのため、周りの歯を傷めにくい ・元の歯に一番近い状態になる	・自費治療のため高価 ・偏った力がかかると割れたり、外れたりする ・歯を深めに削る必要がある
ジルコニア	・見た目はのっぺりした白 ・セラミックに比べ安価 ・壊れにくい	・自費治療のため高価 ・歯より硬いため、注意が必要

これらを**長持ち、見た目、費用**の３つの観点で優先順位をつけると、下の図のようになります。

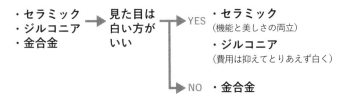

❶ **長持ちが一番**

・セラミック
・ジルコニア　　→　見た目は
・金合金　　　　　白い方が
　　　　　　　　　いい　　　→　YES　・**セラミック**
　　　　　　　　　　　　　　　　　　（機能と美しさの両立）

　　　　　　　　　　　　　　　　　　・**ジルコニア**
　　　　　　　　　　　　　　　　　　（費用は抑えてとりあえず白く）

　　　　　　　　　　　　　　→　NO　・**金合金**

❷ **見た目が一番**

・**セラミック**（一番きれい）　　　　　　　　　高い
・**ジルコニア**（２番目にきれい）　　　　　　　↕
・**コンポレットレジン**（３番目にきれい）　　　安い

❸ **短期的な費用を抑えたい**

・**銀合金**　→　どちらかというと　→　YES　・**コンポジットレジン**
　　　　　　　　見た目が気になる

　これらはまた、治療する場所によって使える素材と使えない素材があります。患者さんの歯や歯の周りの状態、見た目やご予算をうかがいながら、それぞれのメリット・デメリットを理解していただいたうえで治療法を選択していただきます。強調したいのは**選択に正解・間違いはありません。** ご自身の価値観に合った治療法であればそれが正解です。

Q. 歯の治療って終わったら、もうむし歯にならないの？

A. 残念ながら、逆にむし歯になるリスクが少し高まっています。

　歯の治療も無事終わり、人工の被せ物で歯をカバーしたからもうむし歯にならないだろうと思う方がいらっしゃいます。被せ物によって「前より歯が強くなった！」と思う方もいらっしゃるかもしれません。残念ながらどちらも間違いです。

　一度むし歯になってしまった歯は、またむし歯になるリスクが高い歯と言えます。

　一番むし歯になりにくいのは、もちろん自分の歯100％のときです。そのときにむし歯になってしまうということは、**「何かむし歯になりやすい原因」**があるのです。たとえば、歯並びだったり、お掃除の仕方だったり……。被せ物など人工物が入ると必ず自分の歯との間に継ぎ目ができます。継ぎ目の部分は汚れがたまりやすく、磨きにくい部分です。なので、この継ぎ目を丁寧に歯磨きしないと、継ぎ目から被せ物の中でむし歯が進行してしまいます。

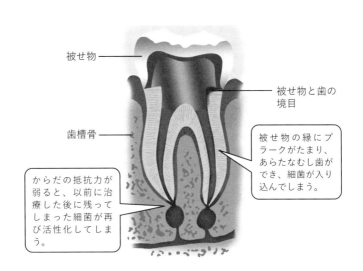

被せ物

被せ物と歯の
境目

歯槽骨

被せ物の縁にプ
ラークがたまり、
あらたなむし歯が
でき、細菌が入り
込んでしまう。

からだの抵抗力が
弱ると、以前に治
療した後に残って
しまった細菌が再
び活性化してしま
う。

　被せ物の中のむし歯の厄介なところは、目に見えないの
で発見しづらいことです。定期健診などで歯ぐきのチェッ
クやレントゲンで口の中の状態を見ていないと、気づいた
ときにはむし歯が土台である天然の歯にまで進行してしま
い、抜歯をしなければいけないケースもあります。そうな
らないために、治療後も定期的に歯の様子を見ながら日々
のケアをしなければいけません。

！100へのポイント

**被せ物の中でむし歯が広がらないよう、治療したら終わりで
はなく、しっかりと定期健診で継続してチェックし再治療を
減らしましょう。**

Q. 詰め物や被せ物（補綴物）は劣化してしまうと聞きました。本当ですか？

A. 補綴物は毎日、食事のたびに負担がかかっています。そのため経年による劣化は必ず起きてしまいます。

　補綴物はどうしても経年劣化を避けられません。お口の中の環境は過酷です。湿度100％で毎回食事のたびに10kg以上の圧が何百回と襲ってくるのです。

　補綴物が傷んでしまったり、削れてしまったり、歯との間に隙間や段差ができてしまったり……、治療した歯はこれ以上むし歯にならないために予防と合わせて経過観察していくことが重要です。

　治療した歯の寿命を延ばし、歯の寿命100歳を目指すには、

---

①補綴物の周りにプラークなど汚れを残したままにしないこと
②トラブルが起きたらすぐに来院すること

　もちろん自費治療の方が保険治療より補綴物の精度が高いので、より長持ちさせたいのであれば自費治療も視野に入れてみましょう。加えて、歯ぎしりの癖がある患者さん

は補綴物や周りの歯が傷みやすいので、より注意が必要です。私は就寝時にマウスピースの装着をお勧めしています。

さらに、神経をとってしまった土台のむし歯は痛みもなく気づきにくいので、より厳密な定期健診でのチェックが必要です。

治療した歯はどれぐらい持つかは本当に個人差がありますし、また治療した歯の状態によるので一概に「あと何年持つでしょう」ということは言いにくいです。ただ最近では、その歯の平均的な寿命がわかる歯の年齢診断プロというシステムも開発されました。こちらは歯の寿命を知ろうというシステムです。詳しくは以下のQRコードよりご参照ください。

歯の年齢診断プロ

私たち歯科医は治療するからには精一杯長持ちさせたいと思っています。ただし、しっかりと精度が高いものを提供できるのは残念ながらある程度費用のかかる自費治療になってきます。

> **！ 100へのポイント**
>
> もちろん、人生において歯を一番に考えることができない場合もありますので（基本的にはみなさんお仕事やご家庭が一番だと思います）、いまはとりあえずの治療をしておいて、後で本腰を入れたいという段階的な治療も可能です。

Q. プラスチックの治療について詳しく聞きたいです。

A. 使い方によっては"健口"への強い味方となる白い樹脂です。メリット、デメリットの両方をお伝えしましょう。

　プラスチック樹脂のことを**コンポジットレジン、略してレジン**と言います。では、どういうときに有用なのでしょうか？

　むし歯治療のとき、むし歯に侵されている歯はとり除かねばなりませんが、それを最小限に抑えることができたら歯科医院が憂鬱な患者さんがもっと減ると考えています。

　コンポジットレジンのメリットはまさにここにあります。型どりのために形をきれいに整える際、歯を余分に削ったりする他の治療とは違い、むし歯になった部分だけを削

り、修復することができるのです。もちろん、歯を削る量が少なければその歯の寿命にとってもプラスとなります。

　もうひとつのメリットは治療が1日で終わることでしょう。患者さんの来院などの負担も最小限に抑えることができます。金属やセラミックの詰め物のように、穴を削り広げた後に型どりを行い、後日装着のために来院していただく必要はありません。コンポジットレジン治療はその場で修復できるのです。

　また、コンポジットレジンの治療では、「**接着技術**」という歯と材料を直接くっつける方法で修復します。金属の被せ物と歯の場合、表面が歯車のように噛み合ってくっついているのに対して、コンポジットレジンは歯の表面を化学的に処理して接着します。文字通り歯と一体型になるのです。これもコンポジットレジンの大きなメリットのひとつです。他にもセラミックも同じような特徴を持ちます。

　ただし、この接着技術には環境整備が大事です。接着処理は水分が苦手です。血液や唾液に触れるとうまくくっつきません。ですので、歯ぐきの際を修復する場合や、歯周病が進行していて出血が多い場合についてはコンポジットレジンと歯はまずくっつきません。

　さらに呼吸の中の水分にも弱いので、できるならお口の中から治療する歯だけを唾液から隔離する「**ラバーダム**」という装置を使用した方が確実にくっつきます。

ラバーダム

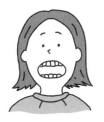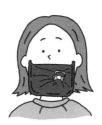

ラバーダムとは、根管治療などで使用されるゴム製のシートのこと。歯を口腔から隔離し、唾液などの侵入を防ぐことで、無菌状態で治療を行う。

　また、余りにも大きいむし歯だとコンポジットレジンの性質上、長持ちしにくくなります。なので特殊な処理をしたり、より高精度の材料を使うことになります。ただし、自費治療になります。専門的な話となるので、詳しくは歯科医に相談してみてください。

　接着技術の進化によりいまでは小さなむし歯の修復から大きく欠けた歯を美しく修復する治療、自費治療になりますが審美治療など、さまざまな応用が可能です。

コンポジットレジンを用いた治療の例

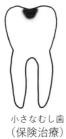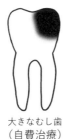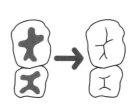

小さなむし歯
（保険治療）

大きなむし歯
（自費治療）

奥歯の被せ物を白く美しく
（自費治療）

一般的な治療工程は、細菌がついた歯質を削りとった後、表面を接着剤で覆ってコーティングします。

そして歯に合う色のコンポジットレジンを丁寧に修復していきます。このとき、自費治療の場合は数色のコンポジットレジンを使って何層にも重ねて詰めていきます。小さなむし歯なら10分程度、自費治療では1時間程度かかることもあります。とはいえ、いずれも日帰りで治療が完結できる点は患者さんにとって大きな魅力のひとつでしょう。

他にも歯の変色を表面にコンポジットレジンを塗って改善する治療もあります。このように接着技術の飛躍的な向上によってコンポジットレジンの修復できる範囲が広がり続けています。

経年劣化により摩耗しやすい素材ということ、着色汚れに弱いことがデメリットとも言えますが、反対に簡単にリペアすることができるとも言えます。着色が気になるときは表面を研磨して着色汚れの除去をしたり、欠けてしまってもすぐに修復することができます。

定期的なメインテナンスでは治療経過を見たり、リペアを行ったりしてアフターケアを行います。

> **！100へのポイント**
>
> コンポジットレジンのまとめ
>
> 【メリット】
>
> ・即日で治療が終わる
>
> ・歯を削る量が少ない
>
> ・見た目が白い
>
> 【デメリット】
>
> ・劣化しやすい（自費治療である程度カバー可能）
>
> ・接着に高度な技術が必要（自費治療でカバー可能）
>
> ・あまりにも大きい修復は苦手（自費治療でカバー可能）

根の治療

Q. むし歯が進行して、神経をとることになりました。神経治療とはどんなものですか？

A. 歯の内部で細菌感染を起こした神経をとり除き、掃除と殺菌剤で治療をします。

　歯の中には細かい神経や血管が通っており、それを「歯髄」と呼びます。骨の中の神経や血管と「骨髄」と呼ぶのに似ていますね。

むし歯が進行し、歯髄まで到達してしまうと細菌によって歯髄が炎症を起こしてしまい歯が痛みます。歯髄にはある程度抵抗力があるのですが、一度歯髄に炎症が生じてしまうと細胞が死んでしまうことが多く、むし歯が大きすぎて歯髄が露出した場合も予防的に歯髄をとらなければいけません。

　むし歯以外にも、歯の破損や外傷などによって歯髄を取ることもあります。

　炎症や感染により歯が痛むだけでなく、根の周りの組織にまで炎症が広がることや、歯肉が腫れてしまうこともあるため、早い処置が望まれます。この歯髄をとる治療を「**根管治療**」と呼びます。

　根管治療を次ページ図と照らし合わせながら解説しましょう。

　歯髄が感染し壊死してしまうと歯の根の部分「歯根」の先に膿がたまってしまいます（①）。歯髄をとり除いたら（②）、空になった歯の内側を薬で洗浄し殺菌します（③）。殺菌したあと再感染しないように薬を入れ、仮のフタをします（④）。その後、膿などの炎症がないことを確認したのち、根管にゴム状の詰め物を先端までしっかりと詰めていきます（⑤）。無事詰め終わったらフタをして、その上に詰め物や被せ物をして補綴します。（⑥）。

根管治療

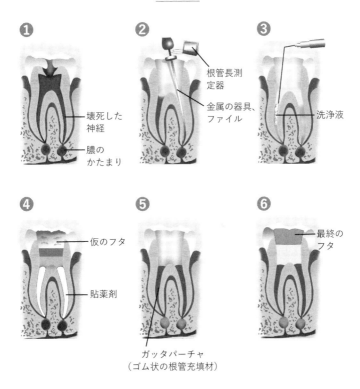

❶ 壊死した神経／膿のかたまり

❷ 根管長測定器／金属の器具、ファイル

❸ 洗浄液

❹ 仮のフタ／貼薬剤

❺ ガッタパーチャ（ゴム状の根管充填材）

❻ 最終のフタ

　根管治療は、実はとても難しい治療です。患者さんの歯髄の通る根管の形、枝分かれの仕方などは人によってさまざまです。まっすぐ伸びているわけではなく、複雑な形になっています。そこを専用の金属の器具を使って掃除していくのですが、根の中は複雑です。ある研究では65%程度しか掃除しきれないというデータもあります。

私たち歯科医は可能な限り枝分かれした根管を掃除し、その後は薬剤で消毒をすることしかできません。このような枝分かれしている部分に細菌が入るとどうなるでしょうか？　何回治療しても痛みがとれないといった「難治化」になりやすくなってしまいます。なので、根管治療中には細菌を根管内に入れないことが重要です。これには183ページでもご説明した**ラバーダム**が必須になってきます。しっかりと唾液を隔離してから根管治療をしてもらいましょう。

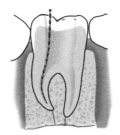

曲がった歯根の場合、根管
治療はとても困難になる。

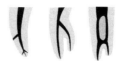

複雑な根管であると、根管
治療はとても困難になる。

　また、残念ながら根管治療をする時点で歯の寿命は短くなってしまいます。根管治療で根の中の歯の壁をゴシゴシと削ったり、根管治療の後の処置で被せ物を作るときにまた歯を削るので、どうしても歯やお口に負担がかかるからです。

　まとめると、根管治療はしないに越したことはありません。ただし根管治療をしないと痛みが出そうな場合にはや

むを得ません。歯を長持ちさせることを目標にしている歯
科医としてもできるだけ根管治療はしたくないので、むし
歯になったらなるべく早めに治療しましょう。

　もうひとつ重要なのが**患者さんの抵抗力**です。みなさん
のからだの抵抗力によって炎症がおさまり治癒していくの
です。ですので、体力が落ちているときや基礎疾患をお持
ちの高齢者の方などは治りが遅いこともあります。

　ちなみに、歯の内側の歯髄を除去した後も歯の外側にあ
る歯髄は残っています。歯髄をとったからといって、痛み
がその日のうちになくなるわけではありません。みなさん
のからだの力によって、時間をかけて徐々に痛みが緩和し
ていきます。

　稀にすでに治療をした根に再び炎症を起こすことがあり
ます。一度治療して症状が落ち着いているにもかかわらず
再び炎症が起きたということは他にどこか原因があると考
えられます。二度目の治療はさらに難度が上がり、すでに
歯髄をとった歯のため、ひどく進行しないと痛みも出ず、
発見が遅れてしまうことがあります。そうならないために
も日頃からメインテナンスを受けて、早期発見を心がけて
ください。

Q. 根の治療が難しいのは わかりました。 何に気をつけたらよいですか？

A. 細菌対策です。 2つのポイントをお伝えします。

根の治療には無菌的な処置が必要です。それには、

①根の中に唾液や、呼吸の中の細菌を入れない
②滅菌された清潔な器具を使う

ことが必要となります。

①根の中に唾液や、呼吸の中の細菌を入れない

歯科医が根の治療中に闘っているのは細菌です。当然目に見えません。ですので、目に見えない敵をなるべく治療している根の中に入れないようにするのが大切です。

そこで私たちは**ラバーダム**というゴムをお口にセットさせてもらうことが多いです。

ラバーダム

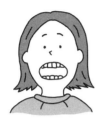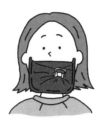

ラバーダムとは、根管治療などで使用されるゴム製のシートのこと。歯を口腔から隔離し、唾液などの侵入を防ぐことで、無菌状態で治療を行う。

183ページでも触れましたが、ラバーダムはお口の中から治療する歯をゴムの膜で隔離して唾液を入れないようにする装置です。呼吸の中の唾液からも守ってくれる優れものです。苦しいように見えますが、ゴムの力で意外とお口を開けられるので装着感は楽に感じられるはずです。

②滅菌された清潔な器具を使う

根の中をきれいにするはずの器具が汚れていたらせっかく根の中をお掃除してもきれいになりません。ですので、理想の治療では**新品の器具を毎回使い捨てする**のがベストです。ただしこれだとコストがかかりすぎるので、歯科医院からの視点では自費診療で治療させていただくか、保険診療内でできる滅菌した器具を使用するかを、患者さんと相談しながら選択しています。

みなさんも根の治療を行う際は、この2つのポイントをかかりつけ医と相談してください。

Q. マイクロスコープを使った治療を提案されました。どういう治療なのでしょうか？

A. 肉眼の数倍から数十倍に拡大して患部を捉え、治療します。

　みなさんはマイクロスコープという言葉を聞いたことがあるでしょうか？　簡単に言えば歯科用の顕微鏡です。以前は心臓外科や脳外科、眼科などさまざまな医療分野で手術のときに使われてきました。肉眼では捉えることのできない細部まで診ることができるので、近年ではとり入れる歯科医院も増えてきました。現在の普及率は大体8～10%といったところでしょうか。

　歯科の分野では、特に根管治療の際に使われることが多く、歯の奥深くの細かいところまで掃除するときに役立ちます。細く狭い歯根は1mm以下のものもあり、それらを見つけ掃除するのにも大変心強い味方です。

　拡大して見ることで、歯を削る量を最小限に抑えることもできます。その他、普及とともに活用範囲も広がってきました。たとえば、歯ぎしりや噛みしめなどによって歯には見えない細かなひびが入ることがあります。そうしたミクロなダメージを見つけるのにも一役買ってくれます。

　他にも歯周病の治療の際、精密な歯石除去を可能にした

り、被せ物の適合具合をチェックするときに使ったり、型どり前にむし歯の削り残しがないかの最終チェック、歯石除去やクリーニングなど歯科衛生士が予防処置に活用している歯科医院もあります。歯ぐきを切開する外科手術でも導入するところもあります。

　細かな部分まで捉えることができる以外に、モニターに映し出し、歯科医などが患者さんにその様子を見せながら説明することができるメリットもあります。そうすることで患者さんの不安をとり除いたり、セルフケアへの意識を改善したりすることが期待できるでしょう。

　現在のお口の中の状況を確認することで安心してもらえるので、患者さんとのコミュニケーションツールのひとつとしても有効です。

Q. 治療が無事終わったのに痛みがあります……。どうしてでしょうか?

A. 治療後、一時的に痛みや違和感が出ることはあります。様子をみて良い場合とそうではない場合の対処法をお伝えします。

　いくら小さな歯の治療だったとしても、歯科治療はからだの一部を削ったり切ったりする処置を行うため、感染した部分や切除したことによって傷ついた組織が回復するには時間がかかります。治療後に痛みが出たり、しみることもあるでしょう。しかし徐々に気にならなくなる場合がほとんどです。

　たとえば神経をとらずに済んだ治療なのに、削った後に痛むことがあります。どうしても削った振動や熱が伝わって（治療で歯と神経のダメージを抑えるために水が出ているのです）、麻酔が切れた後にすこしジンジンすることがあります。もし神経治療をせずに済んだのに、術後に痛みがあり不安を感じたとしても、もうしばらく様子を見てもらえればと思います。

　痛みを出なくするのは簡単です。神経の痛みが出そうな
むし歯なら全部歯髄をとってしまえばいいのです。ただし、
それは医学的倫理に反します。何より、歯の長持ちにつな
がりません。

　一番丈夫なのは、ご自身の歯そのものです。大きな治療
をすればするほど歯の寿命は短くなってしまいます。治療
をするたびに修復物は大きくなり、それに比例して歯は弱
くなり、失うリスクも高まります。

　また、不幸にしてむし歯が進行してしまい、神経治療を
した場合も同様です。神経以外にも毛細血管などが通って
いる歯の内部は非常に繊細です。感染してしまった歯質を
とり除くとき、細い神経の末端もとらざるを得ず、その際
の刺激が神経に伝わるのです。

　神経を切ったことや歯を削った際の振動、歯の内部から
入った細菌などによって刺激された神経は、落ち着くまで
に時間を要します。

　ジンジンしたり、噛むと痛みを感じたりすることがあり
ますが、個人差が大きく２、３日から場合によっては数か
月続く患者さんもいらっしゃいます。

　術後に痛みがある場合は無理してその歯は使わず、歯が
刺激するような冷たすぎるものや熱すぎるものをとるのを
控えてください。それでもどうしてもつらいときは痛み止
めを服用してもいいと思います。

Q. むし歯の治療をしてから、噛み合わせに違和感があります。どうすればよいですか？

A. 噛み合わせは0.01mmのずれでも違和感を覚える繊細なものです。ほとんどは一時的ですが長引くようなら再調整しましょう。

　0.01mmと言われても想像しにくいでしょう。お食事中、リズミカルに咀嚼していて何か違和感があり、口の中から髪の毛が出てきたなんてことはないでしょうか？　実は髪の毛の直径は0.025mm（25μm・マイクロ）ほどです。私たちのお口は髪の毛の半分以下の大きさの物すら検出できるようになっています。

　たとえば、むし歯などの治療で歯を削り、型をとり新しい詰め物をしたとします。そのときにしっかりとったはずの詰め物の噛み合わせに違和感を覚えるケースがあります。

　噛み合わせというものは、全体の歯で均等に力がかかるように調節されています。ですのでたった一本、以前より少し高さが変わるだけで全体のバランスを崩してしまうのです。

　また、部分治療を繰り返しているとマイクロ単位で噛み合わせがずれて雪だるま式にずれが大きくなることもあり

ます。

　たかが噛み合わせと侮ってはいけません。不具合を放っておくと顎に余計な力が入ってしまい、顎に痛みを抱えたり、顎関節症を発症したり、頭痛や肩こりを引き起こすこともあります。

　噛み合わせが悪いと、食事のときにどちらか片方だけで咀嚼しがちです。そうすると左右の筋肉の厚さが変わってしまい、顔の歪みの原因になることもあります。治療を終えて噛み合わせに違和感が残る場合は、ためらわず歯科医にご相談ください。

　ただし、治療後は歯も過敏になっているので詰め物の高さに問題なくても一時的に高く感じることはよくあります。その際は少し経過観察することで問題なくなることが多いです。

　では、すでに噛み合わせがずれている方の治療はどうするのでしょうか？　噛み合わせが悪いからといって安易に歯を削ることは望ましくありません。削るという行為は元に戻れない行為だからです。

　まずはどこに原因があるのかを探るために、マウスピースに似た装置（**スプリント**と呼びます）をほぼ24時間つけて生活します。これは現在の噛み合わせをリセットする装置で、顎のこりをほぐす役割を果たします。顎のこりをとってどこの噛み合わせが正しいかを診断したうえで、少しず

つ調整していきます。歯科医が噛み合わせを決めるのではなく、患者さんの楽な位置に誘導していくことが大切です。

！ 100へのポイント

> 肩こりやからだの不調などの不快症状は、もしかしたら噛み合わせが原因かも知れません。100歳まで健康に生活していくために安定した噛み合わせかどうか、一度歯科医に相談するのをお勧めします。

column

歯科治療中にお勧めしたい優しいご飯

　みなさんは歯科治療の最中、どんなものを食べているでしょうか。

　昔から「よく噛むことは健康にいい」と言われていますし、実際よく噛むことで唾液の分泌を促進し、胃腸の働きを助けたり、脳の活性化に作用したり、ストレス発散になったりとたしかにいろいろと健康にとってもプラスの効果があります。

　しかし、歯の治療中にはあまり噛まないようにしていただきたい時期があります。歯ぐきを切るなどの外科処置をした後や、仮歯を入れているとき、入れ歯の調整の時期やインプラントを埋めた直後などは、治療が一段落するまでガチガチと噛まないようにした方がいいでしょう。

【強く噛まない方がよい時期】

□ 外科手術を受けた直後

□ 仮歯が入っている

□ インプラントを入れてからまだ日が浅い

□ 新しい入れ歯を慣らしている

□ 根の治療中

　外科手術を行った直後 1 週間は、傷口が開きやすい時期です。噛む力によって、傷口の治りが遅くなってしまう可能性があります。その際、噛まずに食べることのできるもの、たとえばおかゆやスープなどをとるといいでしょう。注意したいのが醤油や香辛料、酸が強い物です。ひどくしみることもあるので避けるようにしてください。塩分も控えめな物がお薦めです。アルコール類も控えてもらいたいところです。

　仮歯が入っている方も、食事のときに注意が必要です。強い力が加わるととれやすいためです。仮歯は外しやすいように接着性の弱い素材でつけられています。硬いパンやスルメなど、引っ張ってかじる食べ物は避けましょう。ガムやグミ、キャラメルなどの粘着性がある物も歯にくっついて仮歯がとれてしまう恐れがあります。

　インプラントを埋めてからの 1 か月は、骨とインプラントが結合し始めるデリケートな時期です。このタイミングでインプ

ラントに負担をかけてしまうと、インプラントが骨と結合する妨げになってしまうことがあります。ですから1か月はインプラントの結合のためにも、インプラントをした部位の反対側でお食事をすることをお願いしています。

　新しい入れ歯をつけて、調整している時期も気にしていただきたい時期のひとつです。慣らすためにも、最初の1～2週間はあまり噛む必要のない食事をお勧めします。
　歯ぐきを傷つけないよう、徐々に調整していきます。そうして入れ歯を支える頬の筋肉を少しずつ使いながら、新しい入れ歯を1か月くらいかけてじっくりと慣らしていきます。

　根管治療中も気をつけてください。根管治療中は刺激を与えると治療効果が出にくくなってしまいます。治療する際に噛む刺激が伝わらないように、あえて噛み合わせを低くしている場合がほとんどです。ですのであまり硬い物を噛まなければ大丈夫ですが、油断すると「ズキッ」とくる可能性があります。
　自炊するのが面倒な方は、レトルト食品やゼリーなどを買っておくのもいいでしょう。
　あと、気をつけていただきたいのがこういった軟らかい食事は炭水化物に偏りがちな食生活になりやすいという点です。ビタミン、ミネラル、食物繊維が不足しがちになります。外食も同様です。
　体力を維持するためにも、そしてみなさんの健康のためにも、

バランスよく食べていただければと思います。どうしても調理が難しい場合は治療中のみ、タブレットなどの栄養を補うサプリメントを併用して使うといいかもしれません。

仮歯

Q. 仮歯にはどれくらいの 種類がありますか？ どれを選ぶとよいですか？

A. 「プロビジョナルレストレーション」を 知ってください。 より精密な仮歯を作ることができます。

　みなさんは、「**プロビジョナルレストレーション**」という言葉を聞いたことがあるでしょうか。

　私たち歯科医がいつも患者さんの横でコツコツと作っている仮歯とは違い、専門の技工士が模型で作ってくれる精密な仮歯のことをプロビジョナルレストレーションと言います。

　簡単に言えば、「**すごい仮歯**」ということになります。技工士が作ってくれるので本物そっくりの形をしていて強

度が高く、表面がつやつやしていて磨きやすいのが特徴です。

　治療が長期間になり歯科医がその場で作る仮歯だと強度が心配なとき、治療範囲がお口全体となり、噛み合わせから大きく変えるとき、前歯をより精密に作りたいときなどに使われます。

　本物そっくりの仮歯ですから、より精密に土台の歯との適合を見たり、しっかり奥歯まで合っているか噛み合わせを調節しながら仕上げていくことができます。

　最終的な被せ物を装着してからうまくセルフケアができず、磨きにくい状態になってしまっては元も子もありません。仕上がりをシミュレーションできるプロビジョナルレストレーションで、実際に歯磨きしてみて磨きにくいところをチェックしながら、セルフケアの質を高めていくことができます。

　特にインプラントの場合は一から歯を作っていくので良くも悪くもとても自由度が高いです。仮歯の段階でこういった練習ができるのも強みでしょう。一度プロビジョナルレストレーションで形のシミュレーションをし最終的な被せ物に移行していくことをお勧めします。

　プロビジョナルレストレーションは保険治療ではなく、自費診療です。「仮歯にお金をかけるなんて」と思われる方もいらっしゃるかもしれませんが、シミュレーションができるのはこの方法だけですので、検討する余地は十分に

あります。

歯周外科

Q. 歯周病のために、歯周外科治療が必要だと言われました。歯周外科治療って何ですか？

A. 歯周病の最終治療で、手探りではとりきれなかった汚れをとるために歯ぐきを切開する、外科的な治療法です。

　歯周外科というと聞き慣れないかもしれませんが、歯周病治療の最終手段というイメージでいいかと思います。歯周病は多くの方が抱えている病気です。歯周病の厄介なところはほとんど自覚症状がないことです。歯科医院で早期発見し、深刻な状況になる前に治療ができれば、歯磨き指導と歯石除去で炎症が止まり治療は終了です。これを「**歯周基本治療**」と言います。けれども歯周基本治療で炎症が治まらない場合、2つの理由が考えられます。

　ひとつは、**歯並びが悪い方、詰め物や被せ物が合っていない方、歯ぐきが弱い方**などです。

これらの患者さんにはそれぞれの原因に合った治療を行っていきます。歯並びが悪い方には歯磨き指導と矯正の勧め、詰め物や被せ物が合っていない方はそれらのやり直しの提案、歯ぐきが弱い方には専用の歯ブラシと磨き方をお伝えします。

　もうひとつは、**進行した歯周病の炎症により骨が失われ、歯の周りの歯周ポケットが深くなってしまった方（重度歯周病）**です。歯根の形が複雑で、どうしても清掃器具が届かず汚れなどがとりきれない場合もあります。このときに**歯周外科治療**を行います。

　歯周外科治療は必要なときに必要な部分だけ行います。深い歯周ポケットを歯ぐきを開けずにお掃除するのはたとえるなら「目をつぶって耳かきする」ようなものです。どれだけ上手な歯科衛生士でもある一定以上の深い歯周ポケットは100％きれいにできないと言われています。そこで歯周外科治療では、深い歯周ポケットの奥にたまった汚れをとるために歯ぐきを開いて歯根にこびりついたプラークや歯石などの汚れを徹底的にとり除き、歯肉を元に戻して縫い合わせます。

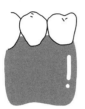
治療前

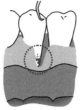
歯ぐきを開き、
汚れを確認。

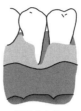
汚れをとり、
骨の形を整える。

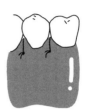
必要に応じて
再生療法をし、
歯ぐきを閉じる。

　また歯槽骨と呼ばれる骨が溶けて吸収されてしまった場合、骨のくぼみを改善させる歯周再生療法ができることがあります。近年大変進んでおり、ぐらぐらしてしまった歯を支える構造を増やすことで長期的に歯を維持させるためにとても効果的です。

　ただし、どんな歯にも適応できるかと言われると現状ではまだまだ難しいと言わざるを得ません。大きく骨がなくなってしまった場合は歯周再生療法をしても効果が出にくいことがあります。適応できるかどうかはその歯の歯周病のステージにもよるので歯科医におたずねください。

　また、インプラント治療を検討している方はまず歯周病を完治させることが必要です。歯周病治療をしないままインプラントを入れると、インプラントの周りの歯にプラークや歯石がついていた場合長い時間をかけてインプラントに歯周病を引き起こします。インプラントは、むし歯には

かからないのですが、自分の歯と同じく歯周病にはかかってしまいます。歯周病にかかり骨が溶けたらその部分が完全に治るのは難しいです。インプラントを考えておられる方はまず歯周病治療をすることをお勧めします。

　最後に、歯周外科治療を受ける前には骨粗しょう症など、服用している薬がある場合は必ずお知らせください。お薬手帳をお持ちいただけるとスムーズです。

　また、喫煙している場合、治療の成功率に大きく影響します。これを機に禁煙をしていただくことをお勧めします。

　手術の内容やリスク、術前と術後の過ごし方などをしっかり理解し、安心して手術に臨めるよう、歯科医もご説明します。気になることがありましたら、手術前にクリアにするようにしましょう。

！ 100へのポイント

歯周外科治療は、手術後に痛みや知覚過敏が出ることがあります。しかし、一時的な痛みや知覚過敏というデメリットを考えても歯の長持ちが見込める場合にご提案します。歯の寿命100歳への道として選択肢に入れてみてください。

第4章

Q&Aで知る。
歯を失って
しまってから、
適切に補綴する方法

本章のテーマは「補綴」です。聞き慣れない言葉かもしれませんが、補綴物とは入れ歯やブリッジ、インプラント、詰め物など、歯を失ってしまった後に補う人工物のことです。

　一見、いまの自分に関係ないと思える補綴のご紹介もあると思いますが、歯を失ってからの選択肢という意味で、抑えていただきたいポイントを網羅しています。

Q. 痛みはないのに、歯科医から抜歯を勧められました。ショックです……。

A. 抜歯を勧められるのはつらいですよね。主に4つの理由が考えられます。

　人生は長いですから、一度ぐらい抜歯を勧められた経験が、みなさんおありかもしれません。

　しかし、どうして抜歯をした方がいいと言われたのかその理由がよくわかっていないと、もやもやしてしまいます。一般的に抜歯を勧められる歯について解説します。

①歯周病

　いまや抜歯の原因第1位が歯周病です。

　歯周病によって、歯の周りの組織に炎症が広がると、歯を支えている骨が溶けていきます。進行すると歯が支えられなくなり、ぐらぐらしてきます。ご飯を食べると痛みが出たり、食べ物が噛みにくくなったりします。さらには栄養失調になったり、痛い歯をかばって食べるあまり、他の歯も傷んできます。このようなストーリーがわかっているので、歯科医は抜歯を勧めることが多いです。

②むし歯

　むし歯は痛い、しみるイメージがありますが、末期のむし歯は痛みを感じないこともあります。

　重度のむし歯になると、被せ物などを入れて噛むという通常の負担でさえ、支えきれないことがあります。歯が少ない部分に無理やり作った場合、歯が割れて噛んだら痛んだり、被せ物がすぐにとれて救急で来院しないといけなくなります。最後にはボロボロになって歯磨きもできなくなり、歯ぐきが腫れて痛んだり、臭いがするようになります。治療の時間と費用を考えて抜歯を勧められることが多いようです。

③歯が割れる

　特に噛む力が強い男性の方が多い傾向です。治療回数が多く、残っている量が少ない歯も割れやすい傾向にありますが、お口の中から見てもわかりにくいので、一度歯科医院でレントゲンを撮ってもらい、歯が割れていないかチェックしてもらいましょう。ただし、レントゲンだけでは完全にわからないこともあります。

　歯が割れてしまうと、割れたところから細菌が侵入し歯ぐきに炎症を起こします。噛んだら痛い、臭いがするなど不快症状が治まらないため、抜歯を勧められるパターンが多いです。

④歯の生えている位置が悪い

　直接症状がない場合が多いのですが、親知らずや下の前歯に多いケースです。

　そのままにしておくとむし歯や歯周病になるばかりでなく、隣の歯にうつしてしまう厄介なパターンです。症状が出て抜歯になるときに隣の歯を巻き込んでしまうと、被害が大きくなりますので早めに抜歯を勧められることが多いです。

Q. 治療中の歯をしばらく放置しているのですが大丈夫でしょうか？

A. 「絶対にだめです」とお伝えしたいのが正直なところですが、ご事情もあると思うので、「できるだけ早く」治療に行ってもらいたいです。

　治療中の歯は、とても弱い状態です。

　仮ブタや仮歯は何か月も長持ちするようにできていません。その状態で置いておくと、むし歯が進行したり、歯磨きもしづらくなって歯周病が広がります。最悪の場合、治療前より状態が悪くなり、歯が残せず抜歯になってしまうこともあります。

　特にむし歯の治療や根の治療、被せ物や詰め物の型どり
をした後の仮ブタの状態は非常に危険です。もし放置して
いたらなるべく早く歯科医院に行ってください。

　また少し状況は違いますが、治療中の仮ブタがとれた場
合や、詰め物が外れた場合もなるべく早く歯科医院に行っ
てください。仮ブタや詰め物が外れた歯は隣の歯との位置
や反対の顎の噛み合う歯との位置関係が変わってしまいや
すく、1 週間でも放置してしまうとせっかく型どりしても
位置が変わり、作り直しになったり、とれた詰め物が入ら
なくなったりします。

Q. 歯を抜かないといけない場合があるのはわかりました。予防するにはどうしたらいいのですか？

A. 必要以上に恐れることはありません。抜歯になるリスクを知ってしっかりと予防していきましょう。

　歯を失うことは誰でもショックです。いままで食べられ
ていた物が食べられなくなってしまったり、見た目の美し
さが損なわれてしまったり、そもそも治療の費用がかかる
ことなど、歯を失う悲しさ以外にも考えなければいけない
こともあります。

すでに第1章でお話しした通り、歯を失う原因の多くは、歯周病、むし歯、歯根破折（歯が割れたりひびが起こるなど）によるものです。

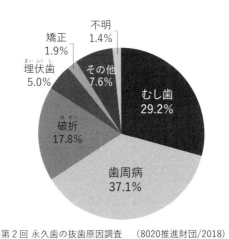

第2回 永久歯の抜歯原因調査　（8020推進財団/2018）

　年齢別にわけると、年齢が上がるにつれて歯を失う割合が増えるとともに、その大きな原因は**歯周病**です。破折の割合もやや上がっています。どの年齢にも多いのが**むし歯**による抜歯です。また、若い世代には矯正や埋伏歯（親知らずなど埋まっている歯）なども見受けられます。

　神経治療を行って神経をとった歯は強度が低くなってしまい、歯に強い力がかかったときなどに**破折**が起こりやすく、真っ二つに割れてしまった場合、抜歯を選択せざるをえません。

　神経をとった歯以外にも、リスクの高い歯はあります。たとえば、むし歯を放置している歯や、被せ物が装着されている歯、歯周病が進行している歯などです。部分入れ歯などの支えになっている歯も負荷がかかっており、リスクの高い歯と言えます。

　被せ物が装着されている歯に関しては、多くの歯がすでに神経を失っている場合が多く、すでに歯はダメージを受けているので歯の寿命は短くなります。また、被せ物の中でむし歯が進行しているケースもあるため、定期的な健診や観察が欠かせません。

　そうならないためには、すでに何度もお伝えしている通り、メインテナンスに来ていただくこと、特にしっかりと定期的にレントゲンを撮ってもらい、"歯科医"にチェックしてもらえる歯科医院を選ぶことです。丁寧なセルフケアに加え、甘い物を好んで食べる方やダラダラ食べてしま

いがちな方など食生活の改善、禁煙や節煙、歯ぎしりや食いしばりなどがある方はナイトガードの装着を検討しましょう。

Q. 親知らずは抜いた方がいいですか？　そのままにしておく方がいいですか？

A. 親知らずの生え方やその方のお口の環境によっても変わります。

　こちらは患者さんからよく相談される内容ベスト3には入る質問です。

　親知らずは智歯と呼ばれ、前から8番目の歯です。ご存じのように最後に生えてくる歯でだいたい18〜20歳頃に生えるのですが、まっすぐ生えることは珍しく、大半の方は横に向かって生えてきます。ネアンデルタール人ほどの時代にさかのぼればまっすぐに生えていたようですが、私たち現代人は軟らかい食事などにより、顎の骨格が退化傾向にあり、斜めや水平に埋まっていることがほとんどです。

　奥歯はただでさえ磨き残しが起こりやすい箇所です。まっすぐ生えているならともかく、斜めに生えている親知らずのように頭だけ出ている状態だと完璧に磨くのは非常に難しいです。前の歯との間に食べかすや汚れがたまりや

すいということは、**むし歯**にもなりやすいということでも
あります。

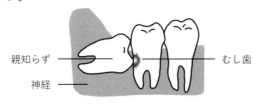

親知らず　　　　　　　　　　　　　　　　むし歯

神経

親知らずと前の歯の間にプラークがたまると、むし歯になりやすくなる。

　この状態で放っていて、あるとき冷たい物がしみて気づ
くというケースもあります。親知らずの手前の歯の根の深
いところにむし歯ができそれが進行してしまうと、痛みが
ひどい場合は抜歯せざるを得ません。手遅れになってしま
うと親知らずの手前の歯までむし歯になり、どちらの歯も
抜歯しなければいけない場合にもなります。

　また、きれいに磨けないことにより**歯周病**にもかかりや
すくなります。ひどいときには歯肉の腫れだけでなく痛み
や、顔まで腫れてしまうこともあります。ここまで進行し
なくとも、疲れがたまったときに腫れるなど症状を繰り返
していると抜歯以外には根本的な解決法はありません。

　また、女性の場合は妊娠中のホルモンバランスの変化に
ともない歯周病が進行しやすく、つわりなどで歯磨きが難
しくなることがあります。そのため口内環境は悪化しやす
く、親知らずの周りの歯ぐきは腫れやすくなっています。

胎児への影響もあり飲める薬も限られてしまいます。

　そこでまずはレントゲンを撮ってみて、歯の状態を診てみましょう。もしまっすぐに生えており、磨き残しもなくちゃんとケアできていれば、抜歯せずそのまま残しておいてもいいでしょう。

　温存しておくメリットは、将来どこかの歯が抜歯することになった際、親知らずを抜歯した歯の代わりに移植できることです。条件はありますが、インプラントの代わりとして使うこともできます。

　また、下の親知らずの抜歯の際、横に生え親知らずの根と下顎の骨の中の大きな神経とが近い場合があり、抜歯するときに神経損傷のリスクがあります。親知らずの大きさや生えている向き、深さなどの条件によって手術の難易度が左右されます。レントゲン以外にCTという3次元のレントゲンでしっかりと状況を把握し、抜歯するか否か、患者さんの現状を一緒に把握しながら考えていきます。

> **！ 100へのポイント**
>
> 若者の抜歯理由として「親知らずが痛む」は断トツです。親知らずだけならいいのですが、健康な手前の歯まで抜歯することになってしまったら悲惨なことになります。20歳までに一度歯科医院に行って全体のレントゲンを撮ってもらい、親知らずがあるかどうかも含めて確認しておきましょう。

column

抜歯の後はどんな状態？　気をつけたいこと

　抜歯は外科的処置のひとつです。抜いた後は骨がむき出しの状態になります。粘膜のフタができるまで、そっとしておかなければいけません。

　抜歯の流れは以下となります。

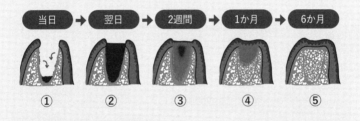

①歯を抜くと骨は剥き出しの状態に。骨から血が染み出します（当日）

②血が固まり、ぽっかりと開いた穴に血餅と呼ばれる栓ができゼリー状に固まり、かさぶたの役割をします（翌日）

③2週間ほどで傷の穴が塞がり、下の骨が少しずつ戻り始めます（2週間）

④1か月経つと歯ぐきがしっかりしてきます。仮の骨ができ始めます（1か月）

⑤半年後には抜歯前と比較すると形は若干変わりますが、硬い顎の骨が作られます（6か月）

抜歯の後は、傷口が安定するまでは、いつもより少しだけ気を使って生活しましょう。

・**抜歯直後は30分しっかりとガーゼを噛んで止血**

帰宅後も血が止まらない場合は、ガーゼを代用して止血しましょう。

・**麻酔が切れる前に鎮痛剤を飲みましょう**

我慢せず、痛くなりそうなときは早めに薬を飲みましょう。

・**口の中が不快でも、傷口を触ることやぶくぶくうがいはNG**

骨が露出するとひどい痛みになることもあります。そっと水を含んでお口を湿らせるというイメージですすぎましょう。

・**当日は激しい運動や飲酒は控えて**

血行が良くなると出血しやすくなります。湯船につからずシャワーで済ませましょう。

・**抜歯した当日は歯磨きをしなくてOK**

翌日から傷口を避けながら、優しく歯磨きを始めましょう。

・**腫れていても冷やしすぎないように注意**

血行が悪くなり傷の治りが遅くなります。

・**傷口に挟まりやすい食べ物は避けましょう**

おかゆやスープなど軟らかい食べ物がお薦めです。

抜歯後はゆっくりと時間をかけて治ります。1か月も経てばほとんど症状がなくなり、次の治療ができます。

Q. 歯を抜いた後はどうしたらいい？放っておいても大丈夫ですか？

A. そのままでいいかどうかは抜歯する前にしっかりと歯科医と話しておきましょう。

　本来、抜歯をした後どんな処置をするかは、抜歯をする前に歯科医と話し合っておくべきです。歯を抜いたまま放置すると、

①隣の歯が倒れたり、噛むべき歯が伸びてきたりして抜けたスペースを埋めようと歯が動いてきます。放置すると歯並びが悪くなり、噛み合わせに影響を及ぼすこともあります。

②抜いた後に噛みにくいなどの理由で反対の歯で噛むことが多くなり、反対の歯を酷使して傷めてしまうこともあります。

③発音に影響することもあります。抜けた部分から空気が漏れて発音しにくくなったりします。

④歯がないことで見た目が気になり、人前で笑うことが不安になったり、うまく食事ができなかったりします。

　100年の健口を目指すためにも、できるだけ放置せずに次のページからの抜歯した後の治療方法を検討してみましょう。抜歯した後どうするかはいくつかの条件を考える必要があります。

①失った歯が前歯か奥歯か

②失った歯がいままで機能していたか

③歯を支える顎の骨がしっかりと残っているか

④失った歯の周りの歯はどんな状態なのか（支えとなるしっかりとした歯があるのか、被せ物などをしているのかなど）

　抜歯した歯を補う方法は次からご紹介します。

Q. 抜歯した後はどんな治療方法があるの？

A. 大きく分けてブリッジ、部分入れ歯、インプラントの3つがあります。

　ブリッジは歯を失った場所の両隣の歯を支えとして、橋（ブリッジ）のように被せ物を被せて固定する治療です。固定するので違和感は少なく着け外しをしないため、快適に過ごせるのがメリットです。

　ただし、両隣の歯を削って被せ物をするので、健康な歯の場合削らなければなりません。また、支えにしている両隣の歯や歯ぐきに負担がかかりやすく、両隣の歯が健康でないとかえって歯の寿命が短くなってしまうことがデメリットです。

ブリッジ

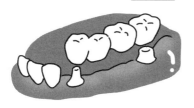

着け外しをしなくていいメリットと、支えとなる歯を削るデメリットがある。

　部分入れ歯は人工の歯に床というピンク色のプラスチックをつけ、両脇の歯にハリガネでひっかけ固定します。ハリガネは見た目が非常に悪いので、金属製のハリガネの代わりに、床と同じピンク色のプラスチック素材のハリガネもあります。

　部分入れ歯を使って噛むには慣れが必要ですが、とり外しが簡単で掃除がしやすいのはメリットです。反対に、ブリッジやインプラントに比べると噛む力が弱いのがデメリットです。入れ歯のお手入れなどについては、詳しく236ページで解説します。

入れ歯

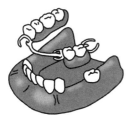

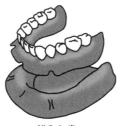

着け外せてお手入れしやすいメリットと、噛む力が弱くなるデメリットがある。

部分入れ歯　　　　　総入れ歯

インプラントは失った歯の顎の骨にチタン製のネジ状の部品を埋め込み、それが骨と結合し固定されるので自分の歯と同じように噛むことができること、また隣の歯を削る必要がないことがメリットです。　歯は削ると寿命が短くなってしまうので、お口の寿命を延ばそうと思ったらベストな治療法と言えます。

　ただし、外科手術を行わなければならないこと、手術してから使えるようになるまで時間がかかること、また自費診療のため他の治療に比べると治療費が高くなることがデメリットです。

インプラント

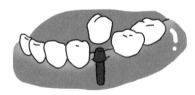

自分の歯と同様に噛める
メリットと、外科手術を
しなければならないデメ
リットがある。

　右にそれぞれの治療方法の特徴をまとめます。

	ブリッジ	部分入れ歯	インプラント
安定性	両隣の歯による	定期的に調整が必要	高い安定性
噛む力	天然歯とほぼ同等。ただし、両隣の歯による	硬い物や粘りのある物は食べにくい。総入れ歯の場合、噛む力はだいぶ弱くなる（5分の1程度）	天然歯と同等
治療期間	1か月から3か月	1か月から3か月	3か月〜半年
寿命（平均）	保険：2年 自費：5年〜	保険：2年 自費：5年〜	10年以上（半永久的）
治療費	保険：約2万円〜 自費：15万円〜	保険：約1万円〜 自費：約30万円〜	約30万円〜

　お伝えしたいのは、**患者さんの個々のお口の状態、歯の状態によって上記のメリット、デメリットは容易に変わる**ということです。細かな話はやはり歯科医に診てもらって総合的にお話ししてもらう方がいいでしょう。なかなかご自身で決められないという方も多いです。相談だけでも結構ですので一度来院されることをお勧めします。

Q. 入れ歯は保険治療の物と、自費治療の物で、どんな違いがありますか？

A. それぞれのメリットとデメリットと、自費治療だからできるこだわりもお伝えします。

　保険の入れ歯と自費の入れ歯の一番の違いは「**最終ゴール**」です。最終ゴールとはみなさんそれぞれの**機能、見た目、費用**などから選択することになるかと思います。簡単に２つの違いをお伝えするなら下のようになります。

保険治療の入れ歯：安価で最低限噛める入れ歯

自費治療の入れ歯：目立たず噛みやすく、長持ち、不快感少なめ

　保険治療では、いくつかの治療に限界があります。一方で自費治療の入れ歯には、以下の点でこだわりが反映できるメリットがあります。

①材料が制限されない

　保険治療の入れ歯は国から使う材料が指定されています。入れ歯の剛性（強さ）が弱く、噛みづらそうだなとわかっていても使える金属が限られているので、思った機能が出

せない、噛んだら歯ぐきが痛いといったことがあります。

　一方で、自費治療の場合は良質な材料を制限なく使用できるため、入れ歯に適切な金属を使用できます。

②機能的な型どりができる

　こちらも材料が制限されているため、保険治療の入れ歯ですと、歯ぐきに適切な圧をかけた機能的な型どりができないため、装着後使っていくと痛みが出やすいことがあります。

　一方で、自費治療の場合は適切な圧をかける材料を使用できるため、機能的な型どりが可能です。結果的に痛みが少なく、フィットした入れ歯ができ上がります。

③見た目を選ぶことができる

　保険治療の入れ歯では見た目のことは考えられていないため、ハリガネはどうしても残っている歯の見えるところを通ります。

　一方で、自費治療の場合は工夫次第でハリガネを見えないところに通すこともできます。また、ハリガネを目立たない装置に置き換えることも可能です。そのため、パッと見ただけでは入れ歯だとは気づかれにくいです。

④装着の違和感が少ない

　保険治療の入れ歯では薄い金属を使えないため、入れ歯

はどうしても分厚くなりやすいです。

　自費治療の場合は強度の高い金属を使用できるため、その分極薄の金属に仕上げて快適に過ごしていただけます。

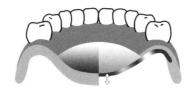

自費治療であると、極薄の金属床を選択できる。

⑤残っている歯に負担がかかりにくくできる

　残っている歯を長持ちさせたいと思っていても、保険治療の入れ歯では設計上残っている歯に負担をかける場合が多く、結果的にお口の健康寿命が短くなってしまうことがあります。

　一方で自費治療の場合は、残った歯の負担を和らげるよう設計することができます。場合によってはインプラントをうまく使い、機能と長持ちを両立できるよう設計します。

　安価で早くとりあえず噛める入れ歯が作りたい方であれば、保険治療の入れ歯がお薦めです。費用と時間をしっかりかけてオーダーメイドのぴったり入れ歯を作りたい方であれば、自費治療の入れ歯がお薦めとなります。

　毎日使うものであり、失った部分を補う人工臓器とも言えるのが入れ歯です。自分に合った物を選ぶのが難しい場

合は一度歯科医で聞いてみましょう。入れ歯についての「**最終ゴール**」をどこに置くかで選択肢が変わります。

Q. 入れ歯になってしまったら、もう食事をある程度、制限するしかないのでしょうか？

A. 人それぞれ個人差がありますが、治療方法でフォローできます。

　総入れ歯や奥歯がない部分入れ歯の方でも、歯ぐきやその下の骨がある程度しっかり残っている方なら、食事にそこまで影響がないかもしれません。ただし、歯ぐきが部分的にやせていたり骨が少ない方は、なかなかご自身の歯があったときと同じように食事をとるのは難しい場合があります。そこで当院の場合では、いくつかの治療法をご用意しています。

・インプラントオーバーデンチャー

　歯ぐきで支えるタイプの入れ歯の下にインプラントを入れることでしっかりと噛めるようになる入れ歯（デンチャー）です。

　この方法のメリットは、何と言っても少しのインプラントでしっかり噛めるようになることです。普通インプラン

トは失った歯の本数分必要になってきます。しかしこの場合、インプラントでストッパーを作るだけなので、歯が何本失われていてもインプラント1〜2本で済みます。非常にコストパフォーマンスのいい治療法です。

　デメリットとしては通常のインプラントと同様に手術が必要になることです。また、入れ歯で歯ぐきが極端にやせている部分にはインプラントはできません。

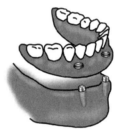

インプラント1〜2本でしっかり噛むことのできる入れ歯ができる。

・ノンメタルクラスプデンチャー

　入れ歯の金具がちょっと気になるという方には全く金具が見えないノンメタルクラスプデンチャーがお薦めです。「ノン＋メタルクラスプ（金属の金具）」の名前通り、金具に金属を使わず、ピンクの樹脂を用います。これが歯ぐきの色となじんで、はたから見れば入れ歯をつけているようには見えません。見た目が非常に優れているのがメリットです。なお、金属を全く使わないわけではなく、見えないところに補強の意味で金属が入っている物もあります。

　ただし、樹脂の部分が増えるということはそれだけ耐久

性が落ちてしまいやすいということでもあります。しっかりと噛みたいという方には向いていないかもしれません。

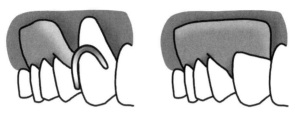

金具が見えず、自然な仕上がりになる。

・コーヌステレスコープ

比較的歯が多く残っている方で長持ちさせたい、なるべく入れ歯を小さくしたいのであればコーヌステレスコープが最適です。入れ歯の大きさを極限まで小さくできるうえに残っている歯に金具をかけませんので、見た目も非常にきれいです。上の歯に入れても不快症状がなく、快適です。

また、自分の歯を最大限に支えに利用するのでかなりしっかりと噛めます。他の入れ歯と比べて長く使えることが多いのも特徴です。他の入れ歯は支えにしている歯が折れたら再製作になることも多いのですが、コーヌステレスコープは多くの場合、抜けた場所を埋めるだけで済みます。

デメリットは高価であること、入れ歯を外すと銀色の歯が見えるので外した時の見た目が悪いことです。

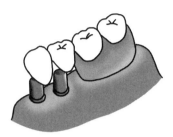

ハリガネも使わず、しっかり噛める利点がある。

・アタッチメント

「総入れ歯だけど根っこは何本か残っている、何とか使えないでしょうか」というご質問をよく受けます。当院の場合、ボロボロの歯でも簡単に抜いたりはしません。根っこだけの歯に磁石や**アタッチメント**と呼ばれる装置をつけて動いたり落ちたりしにくくすることができるからです。

　アタッチメントは、ご自身の歯が1本でも残っていたら可能です。うまく設計すれば効果は抜群です。残っている歯の本数によっては、しっかりと噛めるようになります。

　ただし、残すことが難しかったり、お掃除が難しいぐらいボロボロな歯は土台としても使えないことがあります。歯周病でぐらぐらな歯はそもそも入れ歯を支えることさえできない場合が多いです。このような歯にアタッチメントをつけてしまうと、かえって痛みが出てしまうことがあります。

　また、噛みにくい原因として入れ歯の強度不足も考えられます。最近は金属の値段が高騰しており、保険の入れ歯に入れる補強の金属も使えないことがあります。強度が足りない入れ歯だと噛んだときに歯ぐきに食い込んで痛みの原因になったり、噛む力が発揮しにくくなります。

　気になる方は入れ歯を持って指でしならせてください。指の力でしなるようなら強度としては弱いと思います。

❗ 100へのポイント

> 入れ歯になっても食事を制限したくない方には、いろいろと選択肢はあります。あきらめずに歯科医に聞いてみましょう。

Q. 初めての入れ歯を作りました。気をつけるべきことや装着の仕方などが知りたいです。

A. 長く使い続けていただくために、入れ歯との上手な付き合い方を一緒に学びましょう。

　入れ歯は日々のお手入れや定期的なケアをすることで、長く使い続けることができます。反対に完成したからといってそこで終わりではなく、少しずつ調整しながら患者

さんの口に合った入れ歯へと仕上げていく必要があります。

　入れ歯は歯を削る量も少なくて済み、インプラントのような外科治療もする必要がありませんし、将来残念ながら介護が必要になってしまった場合にも簡単にケアできるという利点があります。

　最初は違和感があるかもしれません。どんなに技術のある技工士が作ったとしても、実際に患者さんの口の中に入れてみると微妙なずれが起こります。歯ぐきは入れ歯によって圧迫され、痕がついたり、凹んだりと微妙に形が変化します。そのため、使い始めてから1〜2週間後の調整は必ず必要です。

　つけ始めの1〜2週間は、入れ歯に慣れるための期間と考えましょう。

　最初は舌を噛みやすいので硬い物を食べたりせず、調整が終わるまでは軟らかい物を食べるようにしてください。もしすぐに不具合や痛みが発生した場合は、我慢せずに歯科医に相談してください。この調整では歯ぐきと入れ歯の間に隙間がないか、強く当たっている部分はないかなどを調べます。また、噛み合わせの確認と調整も行います。

　調整が済んで入れ歯がなじんだ頃に、再度精密な調整を行うと機能的にも満足いただける入れ歯になると思います。

　歯ぐきや頬、入れ歯を傷つけないために入れ歯の着け外しについても学びましょう。実は着脱にはコツがあります。

着脱のコツ

部分入れ歯

〈装着するとき〉

①両手の指で金具を押さえます。

②金具を差し込む歯を支えながら、指でそっと金具を押し込みます。

③軽く噛んで、入れ歯が適切な位置にあるか確認します。

　※手を使わずに強く噛んではめようとすると（押し込むと）金具の破損の原因になります。

〈外すとき〉

①装着時と同じように、金具と金具のかかった歯を指で押さえます。

②上の歯なら真下に、下の歯なら真上にそっと力を入れて外します。

　※片方だけ外れた場合は、一度歯に戻してから再び外すようにします。無理にとり外すことのないようにしましょう。

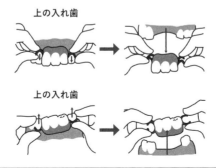

上の入れ歯

上の入れ歯

総入れ歯

〈装着するとき〉

①装着する前に、ひっつきやすくするためにまずは入れ歯を湿らせましょう。

②奥の方から回転させながら入れます。前歯部分を持つとはめやすいです。

③上の入れ歯なら中央部分を親指で上に押し当て、下の入れ歯なら真下に向けて両手の指でそっと押します。

※上下ともに総入れ歯の場合は、下から先に入れる方が装着しやすいです。

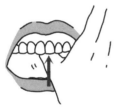

床の中央部分を親指で押して、粘膜と吸着させる。

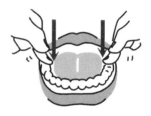

指を奥歯に当て、顎の粘膜に沿って静かに押し込む。

〈外すとき〉

①前歯部分を持ち、上の入れ歯は前方へ傾け、下の入れ歯は前歯の歯ぐきに親指を添えて上へ持ち上げます。

②奥歯の方を粘膜をから浮かせるように空気を入れると外しやすくなります。

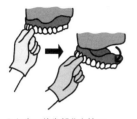

上の総入れ歯

入れ歯の前歯部分を持つ。

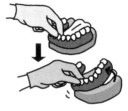

下の総入れ歯

奥歯の方を浮かせるようにして
空気を入れる。

　入れ歯もお口になじんだものの、長く使ううちに合わなくなってくることがあります。それは人工歯が摩耗して減ってしまったり、床と呼ばれるピンクの部分が破損したり、金具が変色したり、緩んで安定しなくなってしまったりなど、入れ歯の傷みが原因の不具合です。

　不具合や痛みなどの問題を感じたら、すぐに受診して修理や調整をしましょう。がたつきを放置すると、ひどい場合は支えている顎の骨が減ってしまい入れ歯がうまく入れられなくなってしまうこともあります。不具合を感じたら見逃さず、すぐにご相談ください。

Q. 入れ歯は人工の歯だし、むし歯にはならないですよね？ 毎日のお手入れって必要ですか？

A. お手入れをちゃんとしないと、菌の温床となったり、入れ歯が破損してしまうことがあります。

　入れ歯はたしかに天然歯と違ってむし歯にも歯周病にもなりません。けれどもプラークや歯石は付着しますから、毎日のお掃除が欠かせません。せっかくオーダーメイドしたのですから、長く使い続けるためにも毎日お手入れましょう。

　部分入れ歯の方は残っている他の歯のむし歯や歯周病のリスクが高まります。特にハリガネがかかっている歯は気をつけましょう。

　入れ歯のお手入れが不十分だと、口臭や口内炎の原因にもなります。入れ歯に着色汚れや歯石がついてしまいとれなくなってしまうことも……。無理やりとろうとすると破損してしまうこともあるので、そんなときは歯科医院で超音波洗浄してもらいましょう。他にも金属が変色してしまったり、ひびが入ってしまったりなど不具合を見つけたらすぐに受診してください。

　入れ歯を作ったときに、歯科衛生士から聞いてすでにご

存じの方もいらっしゃるかもしれませんが、ぜひここでお手入れ方法もおさらいしましょう。

～食後のお手入れ編～

　落として破損してしまったり、排水口に流してしまったりしないように、水を張った洗面器を置くか、洗面台に水を張りましょう。磨くときは入れ歯用ブラシを使って磨きます。入れ歯用ブラシは歯ブラシより毛にコシがあり、力を入れやすく磨きやすい形になっています。歯磨き剤を使って磨く方がいますが、歯磨き剤に入っている研磨剤により入れ歯に傷がついてしまうので使用は控えてください。

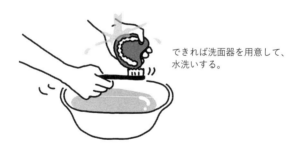

できれば洗面器を用意して、水洗いする。

　部分入れ歯のハリガネは汚れがたまりやすい部分です。意識して掃除しましょう。

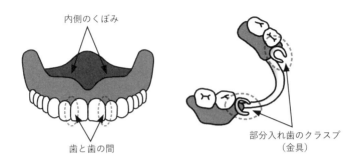

内側のくぼみ

歯と歯の間

部分入れ歯のクラスプ
（金具）

　残っている歯のお手入れも忘れずにしましょう。ハリガ
ネがかかっている歯や入れ歯と接している面は、特に注意
して磨きましょう。根元にしっかりと歯ブラシを当てて、
小刻みに動かしながら汚れをかき出すように優しく磨きま
す。

汚れのつきやすいところから、①〜③の順で磨く。

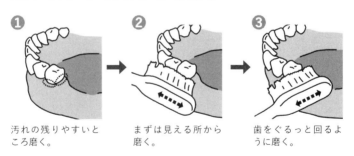

❶
汚れの残りやすいと
ころ磨く。

❷
まずは見える所から
磨く。

❸
歯をぐるっと回るよ
うに磨く。

〜寝る前のお手入れ編〜

　食後のお手入れにプラスして、ブラシだけでは落とし切
ることのできない汚れや細菌、カビなどを洗浄剤につける

ことで除去します。1日1回は洗浄剤で汚れを落としましょう。

　ぬるま湯に洗浄剤を入れて、そこに入れ歯を入れます。このとき、コップなどに入れてしまうと入れ歯がはみ出してしまったり、水の割合が多くなってしまい洗浄液が薄くなりすぎてしまったりするので、入れ歯専用ケースを使うことをお勧めします。

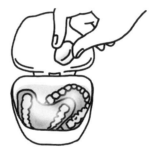

入れ歯がしっかりと水につかるようにする。

　このときに、熱湯を使ってしまうと入れ歯が変形する原因になります。必ずお風呂ぐらいのぬるま湯を使用し、浸す時間を守るようにします。

　もしすぐに入れ歯を使わない場合、入れ歯は乾燥すると変形やひび割れを起こしてしまうので、水を張った入れ歯ケースもしくは濡れたガーゼなどに包み、湿らせた状態で保管しましょう。

Q. 部分入れ歯のハリガネを
かけた歯が弱くなると
聞いたのですが本当ですか？

A. 残念ながら条件によっては歯にダメージ
を与えてしまうことがあります。
入れ歯の設計次第で負担を軽減できます。

　入れ歯を作ってしばらくすると歯が抜けてしまうという
お悩みを患者さんからよくお聞きします。

　残念ながら天然の歯というのは入れ歯と相性が悪く、当
然ですが初めから部分入れ歯のハリガネをかけたりするよ
うにはできていません。ですので、歯科医はなるべく歯に
負担をかけないように入れ歯の「**設計**」をします。

　さらにご自身の歯の形を少し削って変えたり、すでにお
口の中に入っている被せ物の形を変えるためにやり直しを
したりします。入れ歯はハリガネの形ひとつとっても非常
に奥が深い領域です。設計を決めるうえで、負担をかける
歯の状態、ハリガネをかける方向、位置、噛み合わせなど、
考え工夫する点がたくさんあります。

　それだけにしっかりとお口の中全体をトータルで見てく
れる歯科医に相談しましょう。

Q. 入れ歯が合わなくなるのは どうしてですか？

A. 歯ぐきのやせが原因です。定期的な メインテナンスを行いましょう。

　入れ歯を作ったから安心と思っていたのに、定期メインテナンスのご案内を歯科医院から受けたことはありませんか？

「なんで入れ歯を作って終わりと思っていたのに、定期メインテナンスに行かなきゃいけないんだろう？」

「そんなに頻繁に見てもらうことはあるの？」

　と疑問に思う方もいらっしゃるかと思います。

　実は入れ歯にも、ご自身の歯と同様、定期的なメインテナンスを受けていただきたい理由があります。それは時間が経つにつれて、入れ歯の下の歯ぐきがやせてきて入れ歯が合わなくなるからです。

　合いが悪くなった入れ歯をそのまま使っているとどうなるのでしょうか？　初めは全く気づきません。一部分の合いが悪くなっても他の歯ぐきが補ってくれるからです。それをそのままにしておくと、歯ぐきの合いがさらに悪くなっていきます。次第に入れ歯が動きやすくなって、食事の際に歯ぐきが入れ歯とこすれて傷ができ始めます。強く

噛む癖のある方なら潰瘍ができるほどです。

　合っていない入れ歯を使い続けると気づかないうちに顎がずれる可能性もあります。こうなると次第に噛む能率が落ちてしまいます。

　入れ歯は作って終わりではなく、こまめにメインテナンスを受けてチェックしてもらいましょう。

Q. 抜歯しました。ブリッジを検討していますが、奥歯でもできますか？

A. ブリッジは両隣の歯を支えに固定するのが望ましく、片側だけで支えると歯が傷みやすく耐久性も低くなります。

　失った歯を中央にしてそこにダミーの人工歯を置き、両脇の歯に連結型の被せ物をする治療法が「**ブリッジ**」です。

　ブリッジのメリットは、

---

①つけたままなので違和感が少ない

②噛む力がご自身の歯とほぼ変わらずに落ちない

③見た目に関しては自費診療で治療されると自然な仕上がりになり審美性が高い

の３点です。

反対にブリッジのデメリットは、

---

①両側の歯に被せ物をするので、もし支えにする歯に被せ物が
　入っていない場合は新たに歯を削る必要がある

②連結している部分に汚れがたまりやすいため、しっかりと意
　識してお手入れをしていただく必要がある

③支えになる歯に通常より負担がかかるため、支える歯の寿命
　が短くなりやすく、お口の寿命を考えると少し不利になる

の３点となります。

　もし歯を削る量を減らしたい場合、「**接着ブリッジ**」と
いう選択肢もあります。

　これは最近の接着技術の進歩で可能になった治療方法で
す。メリットは歯をほとんど削らずに歯の裏側からセラ
ミックなどを貼りつけられる点です。したがって、被せ物
をするブリッジに比べると削る量が少なくて済みます。ま
た、見た目も非常に審美的です。

　ただし、デメリットとしてほとんどが自費治療である点
と、削っている量が少ないのでどうしても普通のブリッジ
と比較してはがれやすい傾向があることです。

　また、ブリッジが難しい場合は一番奥の歯を失ったとき
です。一番奥の歯をブリッジで補おうとすると後ろにテコ

の力がかかり、支えの歯に多くの負荷がかかることになります。

通常のブリッジ

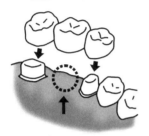

歯が抜けた部位
（歯と歯の間）

延長ブリッジ

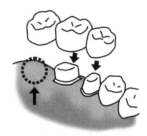

歯が抜けた部位
（最奥部）

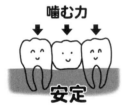

支える歯が両脇にあると、支えの歯に無理な力がかかりにくい。

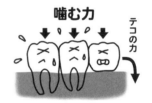

支える歯が片方にしかないと、テコのような力が働き、支えの歯が傷みやすい。

Q. インプラントを入れると MRI は撮れなくなりますか？

A. 全く心配いりません。ただし、気をつけていただきたい点があります。

　MRI検査で金属を遠ざけなければならないのには、主に2つの理由があります。

　ひとつは、巨大な磁石であるMRI装置に金属が引き寄せられてしまうことです。MRI装置に金属が張りつくというイメージがあるかと思います。

　ふたつめの理由は、MRI画像にノイズを発生させる原因になるという点です。金属の影響で鮮明なMRI画像を得られなくなる恐れがあります。

　インプラントの素材はチタンでできています。チタンは磁性を帯びないのでMRIで顎が引っ張られたりというようなこともなければ、人体への影響もありません。同じようにお口の中に詰め物やブリッジなどの金属がある場合も問題ありません。

　チタン自体が常磁性体と呼ばれる金属であり、磁石に引き寄せられる力が非常に弱く、MRI画像にもノイズが発生しにくい性質があります。

　また最近は、ジルコニアのインプラントも出始めています。ジルコニアとは人工ダイヤモンドとも呼ばれ、人体と

の親和性が良く、安全性も高いとされています。金属では
ないためノイズが発生しません。

　ただし唯一、入れ歯に磁石を入れて留めておられる方は
入れ歯を外して撮影してください。

Q. インプラント治療を検討していますが、少し怖いです……。インプラントについて詳しく知りたいです。

A. インプラントは外科治療を行いますから、怖い気持ちもわかります。どんな治療法なのか一緒に見ていきましょう。

　失った歯の下に金属の一部を埋め込み、その上に人工の
歯をとりつける治療法が「**インプラント歯科治療**」です。

　新しい治療法のひとつと思われる方もいらっしゃるかも
しれませんが1960年代にはスウェーデンで臨床実験が行
われて、日本でも1980年代には始まり、現在ではたくさ
んのメーカーで製造されており、技術も安全性も上がりま
した。

　インプラントがブリッジや部分入れ歯と根本的に違うこ
とがあります。それは周りの歯に負担をかけることなく自
立することです。

　他の治療方法はどうしても周りの歯に負担をかけてしまいますが、インプラントは人工の歯根を植えるので単純に歯が1本増える形になります。なので自分の天然歯と同じように噛むことができます。周りの歯を傷つけることなく、装着後の違和感もないのがメリットでしょう。

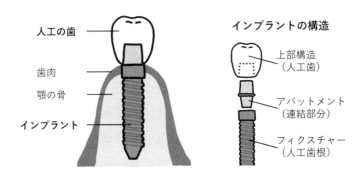

人工の歯

歯肉

顎の骨

インプラント

インプラントの構造

上部構造
（人工歯）

アバットメント
（連結部分）

フィクスチャー
（人工歯根）

　とはいえ、すべての人がインプラント治療を選択できるわけではありません。たとえば、顎の骨の厚みや高さが足りない場合は簡単にはできません。

　歯を失ったとき、骨は歯を支える必要がなくなり自然と吸収され時間をかけてゆっくりと減っていきます。こうして骨が減ってしまうとインプラント治療に限らず、ブリッジや部分入れ歯などの治療もしづらくなってしまいます。ですから、歯を失った場合は放置せず、できるだけ早めに来院されることをお勧めします。

　このように骨が足りない場合や歯周病がある方など、イ

ンプラント治療を行う前の下準備の治療があります。お口の環境を整えるこれらの治療のことを「**前処置**」といいます。

　やせてしまった骨や薄い骨を増やすなど、足りない骨を作る前処置は再生治療と呼ばれ、非常に専門性の高い治療方法です。骨を増やす量、場所によっても難易度が変化しますので、事前に3次元のCTをとってもらい、歯科医から治療計画を聞くのがいいと思います。

　また、インプラントはチタン製です。チタンはアレルギーを起こしにくい金属のひとつであり、医療業界でも信頼のおける金属として扱われています。ただし、リスクはゼロではありません。稀にアレルギーをお持ちの方がいらっしゃいます。その場合、ジルコニアのインプラントを用いることがあります。

　インプラントは全身的な影響も受けます。喫煙者の方や糖尿病の方もインプラントの成功率が低くなる傾向があり、前者はできれば手術の前後1か月は禁煙を、後者の場合は内科の先生と連携しながら治療を検討する必要があります。また、顎の成長が終わっていない未成年の方もインプラント治療ができません。抗がん剤治療や放射線治療を行っている方も、不適応な場合があります。

　インプラントは、まず骨にインプラント体を埋め込みます。これが顎の骨にしっかりと結合するのに大体1〜4か月かかります。骨の自然治癒力に左右されるので個人差は

ありますが、治療の期間がかかることがインプラントの難点でしょう。

　手術後の痛みや腫れにも手術の方法や個人差によるところがありますが、多くの方は1日ほど軽い痛みがある程度です。人工骨を足した場合は腫れが少し長引く傾向にあり、大体1週間程度です。みなさん初めてのときは非常に不安な顔をされますが、痛みのコントロールはしっかりとしますのでご安心ください。ただ、痛みが増す場合はすぐご相談、来院してください。

　また、インプラントは人工の歯ですからむし歯にはなりません。しかし、ご自身の歯と同じように、歯石やプラークなどの汚れがたまることによって、歯周病になります（インプラント周囲炎）。**インプラント周囲炎**の怖いところは、ご自身の歯の歯周病と違ってぐらぐらせず、噛んでも痛くなったりしないことです。気づいたときにはインプラントをとらないといけなくなるぐらい進行していることがあります。

　ですのでインプラントを入れた方は毎日の歯磨きやフロスなどのケアに加え、定期的なメインテナンス、クリーニングが欠かせません。セルフケアがちゃんと行えているか、日頃うまく磨けているかなどのチェックも定期的に行いましょう。

Q. インプラントは高価だし、手術までしたから一生持つんですよね？

A. 残念ながら一生は持たないことがあります。

こちらもよく聞かれる質問ですが、インプラントも人工物なので一生は持たないことがあります。

インプラントは3つのパーツでできています。インプラントのやり直しで一番大変なのが「**フィクスチャー**」と呼ばれる部分です。フィクスチャーが折れたりとれてきたりするとインプラントをもう一度入れ直さないといけないときがあります。

インプラントの構造

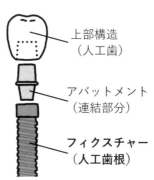

上部構造
（人工歯）

アバットメント
（連結部分）

フィクスチャー
（人工歯根）

　時間も費用もかかってきますので何とか避けたいところ
です。

　フィクスチャーが折れてしまう原因としては、インプラ
ントに強い力がかかり続けるときです。

　これを避けるためにインプラントには安全装置として真
ん中のネジ（スクリュー）が緩むようになっています。余
りにも強い力がかかり続けるとフィクスチャーが折れる前
に中のスクリューが緩み、インプラントがぐらぐらしてき
ます。これを何度も繰り返しているとネジが摩耗してきま
すので定期的に交換をした方がいいかもしれません。

　さらにインプラントに強い力がかかるようであれば噛み
合わせの調整をしたり、歯ぎしりを緩和するマウスピース
を入れてトラブルを予防しましょう。

おわりに

　最後までお読みいただき、ありがとうございました。
　歯の寿命100歳を目指すため、生涯"健口"でいていただくためのノウハウや知識、ポイントを余すところなくお伝えさせていただきました。

「これまで思っていた歯科医や治療のイメージと違った」
「歯の健康が寿命とつながっているんだ」
「この習慣なら私もとり入れられそう」

　といった発見や驚きを得ていただけていたらうれしく思います。
　また、ぜひ知識を得ただけでなく、定期健診やメインテナンスへと行動につなげていただけたら幸いです。それが歯の寿命100歳への一歩です。

　本書は、歯やお口のことで悩んだときや疑問を感じたときに、もう一度、サッと手にとっていただけるようにコンパクトな大きさにいたしました。
　年齢を重ねることで歯やお口の悩みも変わりますし、結婚・出産前などの大切なライフイベントの際のお口のケアや、仕事で忙しいのに歯が痛くなるなどの突然のトラブル……。さまざまなシーンを想定して書いたので、歯やお口

のことで困ったなというときには、再度ページをめくってください。

　そのとき、また治療や選択へのヒントが見つかるはずです。

　現代は情報社会と言われています。ネットや SNS ではいろいろな意見が飛び交い、情報があふれているがゆえに、正しい答えを見つけるのに時間がかかっているような状況です。

　歯科の例で挙げると「食事後すぐに歯磨きをするのが正解か、30分あけてからするのが正解か？」なんていう話をよく患者さんからご質問を受けますが、これは実はどちらも正解です。

　その理由はこの本を読んでいただいたみなさんなら、すでにおわかりいただけているように思います。そのときの状況や、お一人おひとりのお口の環境によっても異なるのです。

　患者さんそれぞれの習慣やお口の傾向、事情に寄り添って、いかにオーダーメイドで治療したり、アドバイスできるかが、私たち歯科医の役割だと思っています。

　私と同じ想いや考えを持った歯科医も最近は増えており、心強く思ってもいます。

　しかし一方で、旧態依然というか歯科医という立場から、治療方針にしても説明が一方的になってしまう先生もい

らっしゃいます。患者さんの立場からすると、専門家の先生相手だけに「何か質問はありませんか？」と促されたとしてもなかなかその場でとっさに答えづらいですし、これまでにできなかったという経験がある方も多くいらっしゃると思います。

　そんなときもまた本書を活用してください。

「○○という治療法や選択肢もあるようですが、私にとってどうですか？」
「同じ治療でも、自費治療と保険治療ではどう違いますか？」

　など、歯科医から説明されたときへの質問やこちらからの要望としての知識の補いや不安払しょくへのヒントになればうれしく思います。

　みなさんが100歳まで“健口”を維持し、人生を楽しく、豊かに過ごせますように。

2021年7月
エンパシーデンタルクリニック院長
魚田真弘

書籍のご感想・ご相談はこちら

Website
（ウェブサイト）

Facebook
（フェイスブック）

【著者略歴】

魚田真弘（うおた・まさひろ）

エンパシーデンタルクリニック院長
1986年生まれ。大阪府豊中市育ち。
2011年大阪大学歯学部卒業後、同大学院へ。
2016年大阪大学大学院歯学研究科 顎口腔機能再建学講座 有床義歯補綴学・高齢者歯科学分野にて博士号取得。
高齢者のQOLに影響を及ぼす因子の検討を研究すると同時に、失った歯を的確に補う治療法を探求する。
大学院修了後は一転、大阪で有数の大手歯科グループに入職。歯一本単位ではなく、口全体や顔面、全身との調和を目指す「全体治療」や、口と全身疾患の関係に配慮した「医科歯科連携」、原因を追究する「根本治療」に力を注ぐ。

人生100年時代　歯を長持ちさせる鉄則

2021年9月1日　　初版発行
2023年7月23日　　第3刷発行

発　行　**株式会社クロスメディア・パブリッシング**

発 行 者　小早川 幸一郎

〒151-0051　東京都渋谷区千駄ヶ谷4-20-3 東栄神宮外苑ビル

http://www.cm-publishing.co.jp

■本の内容に関するお問い合わせ先 ‥‥‥‥‥‥‥‥‥ TEL (03)5413-3140／FAX (03)5413-3141

発　売　**株式会社インプレス**

〒101-0051　東京都千代田区神田神保町一丁目105番地

■乱丁本・落丁本などのお問い合わせ先 ‥‥‥‥‥‥‥‥‥‥‥‥‥‥‥‥‥‥‥‥ FAX (03)6837-5023

service@impress.co.jp

※古書店で購入されたものについてはお取り替えできません

カバー・本文デザイン　小泉典子　　　　　　　印刷・製本　株式会社シナノ
イラスト　田中ナオミ
©Masahiro Uota 2021 Printed in Japan　　　　ISBN 978-4-295-40539-9 C0047